い……」
がなくなる

かくれ低血糖との付き合い方

管理栄養士
岡城美雪 著

医師 柳澤綾子 監修

黄身子 本文イラスト

あさ出版

「なんだかつらい……」と感じるあなた、次のような症状はありませんか？

CHECK!!

当てはまるものにチェックを入れましょう。

- □ 毎日寝ているはずなのに疲れがとれない
- □ 朝から体が重い
- □ 朝ご飯が食べられない
- □ 病院に行くほどではないが、なんだかずっと体調が良くない

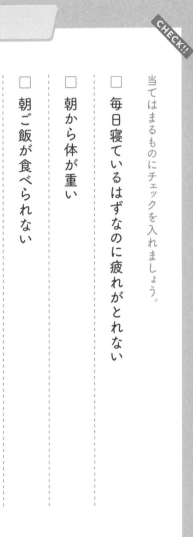

□ 健康診断はいつもA判定なのに、毎日しんどい

□ 食後、気絶しそうなほどの眠気に襲われる

□ 救急車を呼びたくなるほどの生理痛に苦しんでいる

□ いつも疲労困憊《こんぱい》で、無洗米すら炊く気力がない

□ 仕事から帰るとソファなどで寝落ちしてしまう

□ 甘いお菓子を一気に食べてしまう

このうち、
2つ以上当てはまる症状があれば、
あなたは「**かくれ低血糖**」**かもしれません。**

低血糖とは、**血糖値が低い状態**のこと。

通常であれば、体は常に血糖値を正常値に保とうとします。

しかし、不健康な食生活や生活習慣により血糖値の乱高下を何度も繰り返していると、血糖値が上がりにくくなり、**頻繁に低血糖の状態になったり、なかなか正常値に戻り切らない状態**が続いたりしてしまうのです。

そのような状態が続くと、体に様々な不調が出ます。

異常な眠気、頭痛、不安感、イライラ、疲労感、過剰な食欲……。

このような体のちょっとした不調を、「体質だからしかたない」「ストレスが原因だ」「年齢のせい」とあきらめている人は多いのではないでしょうか。

でも、ちょっと待ってください。

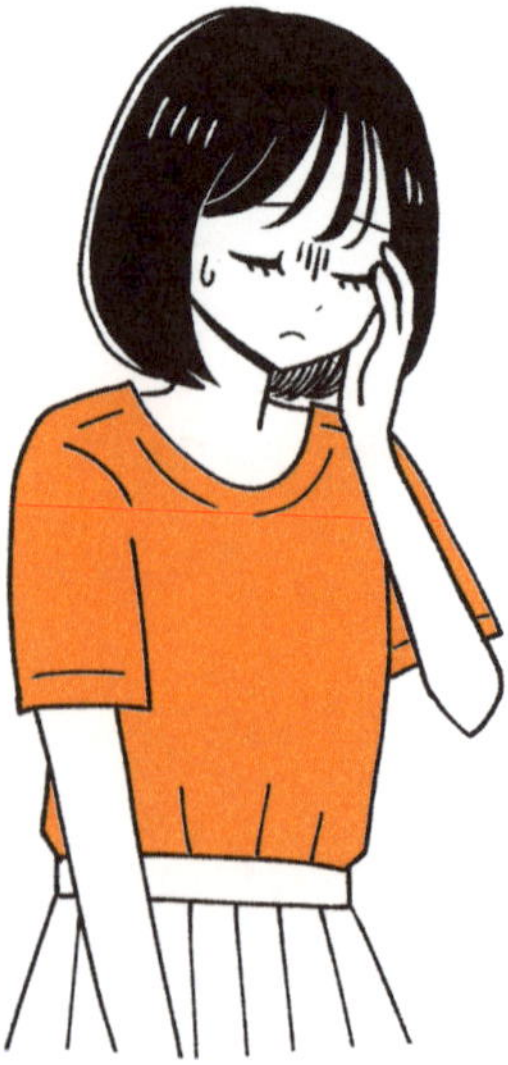

その不調は、**実は低血糖が原因**かもしれません。

現代では、多くの人が気づかないうちに低血糖の状態に陥っています。

血糖コントロールをして低血糖を改善するだけで、多くの不調は解消することができます。

「かくれ低血糖」を改善して、元気な毎日を手に入れましょう！

実際に血糖コントロールを実践した方の声をご紹介しましょう。

長年の悩みだった生理前のPMSの（月経前症候群）症状が全く起こらなくてびっくりしています。

（30代・女性）


仕事中、集中力が続かずいつも残業していたのが、仕事量は変わっていないのに定時で帰宅できるようになり、夜に自分の時間をもてるようになりました。

（30代・女性）


小学生の頃からチョコレートを毎日食べていましたが、血糖コントロールを始めて1カ月で食べたいと思わなくなり、今ではスッパリやめられました。

（50代・女性）


肥満外来に行っても減量できなかったのに、3食＋おやつも食べて5kgのダイエットに成功しました！

（30代・女性）

医者から神経を切断するしかないと言われていたほどのひどい花粉症が収まり、すっかり楽に。毎年春は週4日くらいで寝込んでいたのに、今は毎日屋外で仕事ができるようになりました
（30代・女性）

気絶するくらいの眠気がなくなり、子どもと1日遊んで帰ってきてからも家事をできるくらい元気になりました。
（30代・女性）

菓子パンやコーヒーを毎日たくさん食べずにはいられなかったのに、今は食べなくても平気になりました。
（50代・男性）

起立性調節障害と診断されて不登校だった子どもが、血糖値を意識する生活に変えたことで元気に学校に行けるようになりました。
（50代・女性）

このように、血糖コントロールで
低血糖を改善するだけで
多くの不調を解消する
ことができるのです。

はじめに——あなたを悩ませる不調の原因は、「かくれ低血糖」だった!?

本書を手にとってくださり、ありがとうございます。

今、これを読んでいるあなたは、きっと何かしらの不調に悩まされているのではないでしょうか。

実は最近、私の周りでは、毎日ある程度の時間寝ているはずなのに疲れがとれない、食後にひどい眠気に襲われる、帰宅後ソファで寝落ちしてしまうなど、病気ではないけれど、なんとなくずっと体がつらいというような症状に悩んでいる人が多くいらっしゃいます。

本書を手にとってくださった人の中には、長引く不調に「もしかして○○の病気なのかな」「自律神経失調症かもしれない」「うつの一歩手前？　どうしよう！」と、不安になっている人もいるかもしれません。

しかしこれらの症状は、血糖値が低いのが問題かもしれません。「かくれ低血糖」を改善するだけで、ぐんと良くなる可能性がとても高いのです。


申し遅れました、管理栄養士の岡城美雪（おかじょう・みゆき）です。

私はこれまでに約10年、管理栄養士として活動し、延べ２０００人以上の方へ食事指導や講義を行ってきました。現在は、「低血糖」を改善するための指導をメインに活動しています。

今でこそ栄養の専門家として皆さんに指導をしている私ですが、実は子どもの頃から20年以上もの間、様々な不調に悩まされて苦しんできた過去があります。

生まれたときからアトピーで、毎晩包帯でぐるぐる巻きにされて寝る日々。喘息の発作を深夜に起こしては夜間救急に常連のごとく通い、季節の変わり目には必ず体調を崩していました。

どんな授業も寝落ちしてしまうほど常に眠くて仕方なく、理科の実験の説明中に睡魔に負けてイスから落ちたこともあります。

片頭痛も日常茶飯事で、頭痛で寝込んでしまうことも多かったです。

子どもの頃からこれらが当たり前の世界で生きていたため、「疲れていたら仕方ないよね」「みんなこれくらいの不調あるよね」と、当時はその状態が異常であるとは思ってもいませんでした。


私も私のところにご相談にいらっしゃる方々もそうなのですが、病院に行っても検査結果は異常なし、医師に相談しても「ストレスですね」と片付けられてしまうことが多いため、原因がわからないまま長い間、不調に悩まされ続けてきました。

検査では異常がなくても、確実に体の不調を感じているのなら、その症状は「かくれ低血糖」が原因である可能性があります。

私も受講生の方も、自分がかくれ低血糖によって不調が起きていることを知ってからは、食事や食べ方を工夫するなどの血糖コントロールをして、今では「お昼寝なしで動けるようになった」「朝から晩まで元気に過ごせるようになった」「生理前のだるさがなくなってスッキリ仕事ができるようになった」「イライラや不安が減った」など、たくさんの嬉しい変化を感じています。

病気ではないけれどなんだかずっと体調が優れないという方は、それが体質や性格だとあきらめる前に、ぜひ本書を最後まで読んでみてください。

そして思い当たることがあったら、改善方法をお伝えしているので、できることから実践してみてください。

きっと、今よりも元気に動ける毎日を体感していただけるはずです。

管理栄養士　岡城美雪

第1章

「低血糖」が原因の不調を抱える人が増えている!?

Contents

第3章 「低血糖」を引き起こす間違った生活習慣

Contents

第4章

「低血糖」と上手に付き合う方法1

食事編

Contents

第5章 「低血糖」と上手く付き合う方法2

食事以外編

本文イラスト／黄身子
本文デザイン・DTP／梅里珠美（北路社）
校正／鷗来堂

第1章

「低血糖」が原因の不調を抱える人が増えている!?

1 — かくれ低血糖の人が増えている

！ 低血糖は誰でもなり得る

あなたは「血糖値」と聞いて、どんなイメージを持つでしょうか。

「糖尿病の人が気にするやつだよね、私には関係ない」という認識の方が多いのではないかと思います。総合病院で多くの糖尿病の方へ食事指導をしていた私ですら、「血糖値＝糖尿病」のイメージしか持っていなかったので無理もありません。

しかし、血糖値は決して糖尿病の方だけに関係があるものではないのです。

冒頭でも簡単なチェックを行いましたが、もう1つチェックをしていただきましょう。次の表の中から、あなたに当てはまるものにチェックを入れてみてください。

かくれ低血糖チェック

次のうち、当てはまるものにチェックを入れましょう。

- □ 寝起きに頭痛や体の痛み、コリを感じる
- □ 歯ぎしりや食いしばりがあると言われたことがある
- □ 寝違えることが多い
- □ 朝は食欲がない
- □ 寝起きはコーヒーで目を覚ましている
- □ 食後に眠くなる
- □ お腹が空くとイライラする
- □ お腹が空くと倦怠感がある
- □ 食事は早食いで一気に食べてしまう
- □ 甘いものが大好きでやめられない
- □ カフェインを毎日摂る
- □ 耐えきれないほどの眠気に襲われる
- □ 無性にイライラすることがある
- □ 漠然とした不安に襲われる
- □ 運動しても筋肉がつかない
- □ 早口で短気、せっかち
- □ 人目が気になる
- □ 夜中に目が覚める（尿意含む）

2つ以上チェックがついた方は、やはり「かくれ低血糖」の可能性があります。

このように、血糖値は糖尿病と診断されている人だけではなく、多くの人に関係があります。実際、不調の原因は低血糖だったという方も少なくありません。誰でもなり得るからこそ、対策が必要なのです。

具体的にお話ししていきましょう。

血糖値とは？

そもそも血糖値とは、血液中のグルコース（ブドウ糖）濃度のことです。空腹時の基準値は70〜109㎎／㎗で、一般的に70㎎／㎗以下になると低血糖状態と言います。

食事をすると血糖値が一時的に上がりますが、上がった分、血糖値を下げるインスリンというホルモンが分泌されるため、通常、血糖値が大きく乱れることはありません。

しかし、日々の生活習慣などが原因で、過剰な糖分や糖質の摂取を続けたり、暴食を繰り返したりしているうちに、血中グルコースが一気に上昇しインスリンが大量に

低血糖とは?

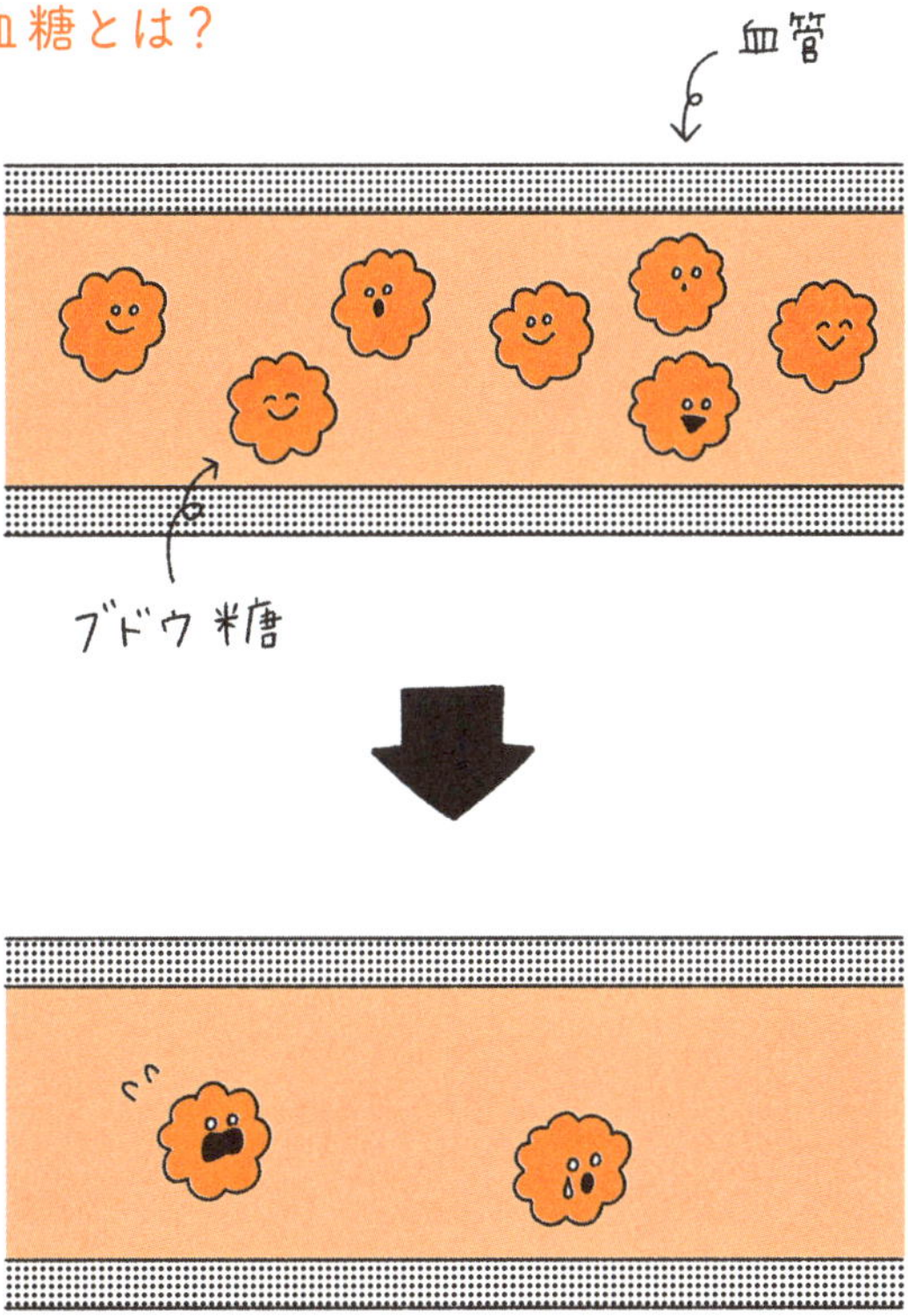

血液中のグルコース（ブドウ糖）の
濃度が下がった状態

分泌されたり、食べ続けていてインスリンがずっと出続けることで、体がインスリンの命令を聞かなくなってしまう状態になることがあります。

血糖値が下がりすぎると、頭痛、めまい、眠気、食欲増加、冷え、疲労感、甘いものやカフェインをやめられない、不安感やイライラに襲われるなどの症状が現れます。

あなたが悩まされている症状も、この血糖値が下がりすぎたことにより起きている可能性が高いかもしれません。

仕事柄、様々な企業・団体でたくさんの人々の健康相談にのったりしていますが、低血糖が原因と思われる不調を抱えている人、つまり、「かくれ低血糖」の人はたくさんいらっしゃいます。

低血糖による多くの症状が、どのようにして起き、どうしたら改善できるのか、本書でしっかり学んでいきましょう。

2 ― 低血糖の症状はこんなにたくさんある

！ 眠りが浅く、朝ご飯が食べられない

健康な人も炭水化物や糖分をたくさん食べるとインスリンが大量に分泌され血糖値が上がり、その後急降下しますが、下がりすぎても体が慌てて血糖値を正常値に戻そうとします。

そのため、健康な人の低血糖は、一時的なものである場合がほとんどです。

しかし、乱れた食生活などにより低血糖の状態が何度も繰り返されると、血糖値は日頃から乱れるようになります。

結果、日常的に低血糖になりやすくなったり、低血糖の状態が続くようになったり

するのです。

このように、日常的に血糖値が低い人は、寝ているときも血糖値が下がることがあります。

食後に下がった低血糖が上がらないと、体は血糖値を上げようとアドレナリンというホルモンを出すのですが、アドレナリンが出ると体は、リラックスとは真逆の興奮状態となり、体に力が入ったり、胃腸の動きを抑えようとしたりします。

こうして胃腸の動きが抑えられたことにより、朝ご飯が食べられないということが起こるのです。

もしあなたが毎朝、気合いで起きていたり、コーヒーで目を覚まし、朝ご飯は食べられない、もしくは食べてもあまり噛まなくていいパンやヨーグルトしか受け付けない状態だとしたら、寝ているときに血糖値が下がっているかもしれません。

これは、大人だけでなく子どもにも当てはまります。

もし子どもが「朝ご飯いらない」と何度も言うようなら、それはただのわがままではなく、血糖値の影響かもしれません。

！食後の怠さと眠気

低血糖の典型的な症状は食後の眠気です。

ランチの後は眠くて眠くて仕方がない。パソコンに向かうと睡魔に襲われ、会議中も耐え難い眠気に気絶しそうになる……。

これらはすべて血糖値が食後に急上昇し、その後、急降下することによる体の反応です。食後の怠さや眠気は、やる気や根性の問題ではないのです。

仕事を終えて帰宅し、ソファでちょっと休憩……なんて思っているうちに寝落ちしてしまうのも低血糖あるあるです。

！イライラや不機嫌

あなたの周りに空腹だと機嫌が悪くなる人はいませんか？

食べないと血糖値を正常に維持できない状態の場合、空腹とともに血糖値が下がりすぎてしまうため、ホルモンを使って体が血糖値を上げます。

このときに出るアドレナリンやノルアドレナリンといった危機管理に使うホルモンにより、イライラしたり不安な気持ちになってしまうわけです。

逆に言うと血糖コントロールが上手くできると、空腹時も穏やかに過ごすことができます。

不安感やネガティブな感情

深夜の時間帯や夕方は、血糖値が下がりやすくなります。

特に夕飯から時間が空く22時頃から、不安な気持ちや悲しい気持ち、ネガティブな気持ちになりやすいため、私は極力夜遅い時間にはカウンセリングをしないようにしています。

夜に仕事が捗るという人は、カフェインなどで体を無理矢理動かしていたり、アドレナリンで動いているだけの可能性があるため、体にはやはり負担がかかります。

！ 筋肉がつきにくい

ときどき、頻繁にジムへ行って筋トレをしているにもかかわらず「筋肉が全くつきません」という人がいます。これも、低血糖が原因の可能性があります。

筋肉内にはグルタミンというアミノ酸があります。

このグルタミンは糖新生（アミノ酸や脂肪酸などの糖以外から糖をつくること）に使われることがあるため、血糖値が低下すると筋肉中のグルタミンが糖新生に使われてしまうというわけです。

また、グルタミンは腸のエネルギー源にもなります。

低血糖の方は胃腸が弱い方が多いのですが、腸粘膜が弱っているとグルタミンが筋肉にはなかなか回りにくいです。これも、低血糖の人に筋肉がつかない原因の1つとして考えられます。

！〆にラーメンを食べたくなる

実は、「お酒の〆にラーメンが食べたい」というのも、血糖値が下がったことで起こります。

アルコールを摂ると、通常よりも血糖値が上がりにくくなります。

こう聞くとなんだか良さそうに感じるかもしれませんが、血糖値が上がりにくいということは低血糖の状態にもなりやすくなるということです。

さらに先にもお伝えしたように、深夜は血糖値が下がりやすい時間帯のため、〆にラーメンを食べると血糖値が一気に上がった後、急降下し、その後なかなか上がりにくくなるのです。

ちなみに私の地元である札幌では「〆パフェ」と言って、お酒を飲んだ後にパフェを食べに行くという文化があります。

甘いものが食べたくなるのも同じ理由です。血糖値が急激に上がることに変わりありません。

！・代謝が落ちる

なんとなく高血糖の人も太りやすいイメージを持っている方は多いと思いますが、実は低血糖の人も太りやすいです。

それは低血糖の状態だと代謝が落ちるからです。

まさに食べないダイエットで失敗するのがこのパターンです。

食事量を減らすことで一時的に体重が減ることはありますが、体は飢餓に備えようと代謝を下げて脂肪をため込むため、結果的に以前と同じ食事量でも「太りやすくなった！」と感じます。

短期的には痩せたとしても、長い目で見れば太りやすくなってしまい非効率です。

また、血糖値を下げるインスリンは、肝臓に脂肪をため込む働きもあるため、脂肪肝になるリスクも高くなってしまいます。

貧血のリスクが上がる

血糖値が下がると、鉄不足になるリスクも上がります。

鉄の吸収には胃酸が必要なのですが、血糖値が下がると血糖値を上げるために活動が活発になるホルモンの影響で、自律神経のバランスが交感神経優位になり、胃酸の分泌が抑制されてしまうからです。

また、頻繁に低血糖になる人は甲状腺の機能が低下するケースが多いのですが、この甲状腺ホルモンは鉄の吸収を促進させる作用があります。

低血糖の人は、健康診断で指摘を受けていなくても鉄不足である場合がほとんどです。

実際に鉄に関しては、ほとんどの女性が不足しているにもかかわらず「貧血と診断されても女性なら仕方ないよね」と思っている人が多いように感じます。

「貧血」は病名です。診断された時点で体の中は鉄がかなり足りていない状態です。

鉄はエネルギー代謝に必要な栄養素なので、不足することで、考えることに疲れてしまったり、糖質ばかりをエネルギー源にしようとするため、甘いものが大好きになったりします。

人によっては、考えることに疲れてしまうので、0か100かという思考になりやすくなります。選択肢を増やすと考えることが増えてしまうため、白黒はっきりさせたくなってしまうのです。

このように、血糖値が下がることによって、体と心には様々な症状が出てくるのです。

3 低血糖が怖い理由1 健康診断でひっかからない

毎日しんどい……でも健康診断はA判定!

低血糖に関する認識は低く、自覚がない人も多いのが現状です。

私も子どもの頃からアトピーや喘息に悩まされ、丸一日遊んで帰ってくると頭痛に襲われて甘いものを食べると回復するという経験が何度もありました。高校・大学時代は空腹で手が震えたり、ふらついて電車で立っていられないほどの症状が出たりすることもあったくらいです。

そんな状態であったにもかかわらず健康診断はA判定でした。中性脂肪がかなり低かったものの、医師からのコメントには「中性脂肪が低めですが問題なし」とだけ書かれていました。

低血糖が怖いのは、このように健康診断を受けても指摘されることがないため、気づかないという点です。

名前が「健康診断」なのでA判定であれば健康体であると思いがちですが、先ほどの鉄のように、数値は正常範囲内でも実際には栄養状態によって代謝が上手く回らずに血糖値が下がる人は多くいます。

健康診断で見るべき項目

では、どうやって低血糖かどうかを判断したらいいのでしょうか。

見るべきは、中性脂肪の数値です。

「え、血糖値の項目じゃないの？」と思うかもしれませんが、採血でわかる血糖値は、採血をしたその瞬間だけを切り取った数値のため、採血をしたその瞬間がたまたま良い数値である可能性もあり、あまり参考になりません。

さらに言うと、血糖値は緊張すると上がるため、健康診断だと緊張していることで血糖値が上がってしまい、正常の数値になってしまうことがあるのです。

そもそも、低血糖の状態は長く継続しません。一時的に下がりすぎることがあっても、体が正常値に戻そうとします。

そのため、採血でわかる血糖値の数値では低血糖かどうかはわからないのです。

中性脂肪が50㎎/㎗以下なら低血糖を疑う

中性脂肪は太ると高くなりそうですが、実はそうとも限りません。

病院で減量指導などをしていたとき、肥満体型でも中性脂肪が低い人がいました。高い場合は減量が必要なことも多いのですが、必ずしも体重に比例するわけではないのです。

体はエネルギーが足りないとき、中性脂肪を取り崩してエネルギーをつくっていきます。

つまり、しっかり食事を食べているにもかかわらず中性脂肪が低い場合、食べたものをエネルギーに変換できていないということです。「食べているのに飢餓状態に陥っている」と言えます。

このような理由から、中性脂肪が低い人は低血糖である可能性が高いと推測できます（ただし糖質制限をしている場合、中性脂肪は低くなります）。

中性脂肪の正常値は30〜149mg／dlですが、50mg／dlを切っているとかなり低血糖の症状が強く出るので、日常生活がしんどくなります。

もし中性脂肪が低いにもかかわらず「元気です！」という人がいたら、おそらくカフェインなどでドーピングのように気合いを入れて生活しているはずです。

このように、健康診断ではA判定でも、実は日常的に低血糖の状態に陥っている「かくれ低血糖」の人は多いのです。

4 低血糖が怖い理由2 粛々と蝕んでくる

ある日突然、症状が現れる

低血糖は、最初は小さな不調を感じる程度かもしれませんが、ある日突然、倒れるような睡魔に襲われる、イライラが収まらなくなる、不安感に押しつぶされそうになるなどの症状が現れたりします。

放っておくと、間違いなく健康を蝕んでいくのです。

私自身、子どもの頃から体調を崩すことが多くありましたが、それは気合いでなんとかなるものだと思っていました。頑張れない自分が悪くて、根性が足りないから体調に出てしまうだけだと。

そう思って過ごしていたものの、低血糖がひどくなり出した高校生の頃から耐え難い睡魔に襲われるようになって、体調に抗えないことが増えていきました。

また、痩せたいのに食欲が止まらなくて気が付いたら大量に食べてしまう症状も顕著に。食事を我慢しようと制限すると手が震えてふらついたり、頭が回らなくなってしまう。

「なんで私はこんなに頑張れないんだろう、根性がないんだろう」といつも自分のことを責めていました。

受講生にも同じような方がいました。

その方は、バリバリ家事も育児も仕事もこなしていた女性経営者で、とても完璧主義で頑張り屋。ですが、ある日突然、常にものすごい睡魔に襲われるようになってしまったそうです。

仕事もできない、眠ってしまいそうになるから運転も怖い。そんなタイミングで「どうにかしたい」と相談にいらっしゃいました。

実際にカウンセリング開始時は食べても血糖値が全く上がらず常に低血糖、血液検査のデータを見てみると数値的に甲状腺機能も落ちていました。

この方も血糖値のことを知るまでは、すべて気合いでなんとかなると思っていたそうですが、限界を迎えてようやく体のケアをしっかりしようと思ったそうです。

実際に3カ月継続的にカウンセリングをしたところ、血糖値が少しずつ上がるようになり今では元気にお仕事をされています。

低血糖による不調は、根性や気合でどうにかなるものではありません。

なんだか体がつらい、眠さに負けてしまう、イライラする、不安感が強いなどの症状が続く場合は、一度低血糖を疑うようにしましょう。

5 低血糖が怖い理由3 他の病気を引き起こすこともある

地獄の病院3つ通い

今でこそ管理栄養士として人々に栄養についてアドバイスしている私ですが、栄養学を学び始めた頃は不摂生な生活を送り続けていました。

コンビニのすぐ上に住んでいたこともあり、食事はほとんど買って済ませるか友達の家に行って深夜に暴飲暴食。

夜中にラーメンや牛丼を何度食べに行ったかわかりませんし、甘いものが大好きでお米よりもアイスを主食にしているのではないかと思うほど毎日食べていました。

今思えば血糖値が乱れるような食事を日々していたので、授業中は気絶するように寝ていたし、ぐったりすることもよくありました。

食事の間隔が空くと自分でも理性が利かないほどの食欲が爆発して、パンを一気に5〜6個食べてしまうことも。

こうして一人暮らしなのをいいことに、めちゃくちゃな食生活を送っていたところ、体が悲鳴をあげました。


それは大学にも慣れたある日のこと。なんとなく喉の痛みを感じたのですが、先にもお話ししたとおり、ちょっとした体調不良は日常茶飯事であったため、「いつものことだ。いずれ良くなるだろう」とあまり気にせず過ごしていました。

ところが日に日に痛みが増し、ついには食べ物を飲み込むこともできなくなってしまい、しゃべることもつらいほどに。

「さすがにこれはマズイかもしれない」と思って慌てて病院へ。

結果は化膿性扁桃腺炎、入院一歩手前の状態でした。

低血糖により不摂生が続き、かなり免疫力が落ちて、細菌感染しやすくなっていたのだと思います。

しかし、私の体調不良はこれだけで収まりませんでした。

膣カンジダが発覚したうえに膀胱炎にかかってしまい、病院を3つ同時に通う羽目になりました。

ただでさえ疲れやすかったのに、学校へ行きながら3カ所に通院するのは本当に大変で、ヘロヘロになってしまった記憶があります。

！ときに高血糖より怖い低血糖

なんとなく、低血糖より高血糖のほうが怖いと考えている人は多いかもしれません。

高血糖の状態が続くと糖尿病になり、手足の神経障害や血管障害で切断しなければいけなくなったり、視力に影響が出るなどの合併症を引き起こす危険性はありますが、血糖値が高いこと自体が直接命を脅かすことはありません。

一方で、低血糖はときに命を脅やかすこともあります。

通常の生活で低血糖により命を落とすことはそれほど頻度は高くありませんが、低血糖が体に良くないのは間違いありません。

もともと低血糖の症状があまりない人も、暴飲暴食や欠食を繰り返すことで症状が出ることがあります。

最初は眠気や不安感、イライラなど大したことがないものかもしれませんが、放置して低血糖が長く続くと、他の病気を引き起こすことがあるのです。決して低血糖を軽く見てはいけません。

6 低血糖に年齢は関係ない

！子どもがぐずるのも血糖値のせい？

赤ちゃんから高齢者まで、低血糖には年齢に関係なくなります。

例えば、赤ちゃんも血糖値が下がると情緒不安定になりやすく、夜泣きが頻繁にあることも血糖値が関連しています。

「黄昏泣き」と言って、赤ちゃんの機嫌が夕方になると悪くなってグズグズするのですが、夕方はまさに血糖値が下がりやすい時間帯。夕方や深夜など血糖値が下がりやすい時間帯に子どもがぐずるのは、その子の性格ではなく血糖値による可能性もあるのです。

私には子どもが2人いるのですが、外食をするとお店の方が気をつかって子どもにジュースやお菓子をくれることがあります。食事の前にジュースを一気飲みすると、血糖値が急激に上がるためテンションが上がって話を聞かなくなったり、少しすると今度は血糖値が急激に下がり機嫌が悪くなることが多くあります。

このように子どもの機嫌をお菓子やジュースでとろうとすると、血糖値の影響で結果的に後から苦労をすることになります。

しかしこのことを知っていれば、興奮や不機嫌が子どものせいではないとわかりますし、無駄に子どもを叱ることも少なくなります。

20代で動悸に悩まされた理由

不摂生が続いた大学生の頃から、私は毎朝寝起きに動悸がするようになりました。朝起きた瞬間から心臓がバクバク、日によっては汗びっしょり。寝起きから謎の恐怖感に毎日襲われるようになり、「何か心臓の病気なんじゃないか……」と不安になったことを覚えています。

病院に勤めていたので内科の医師に相談してみたこともありますが、「その若さで心臓病はないよ」と笑われて終わってしまいました。

25歳だったのでドクターがそう言うのもわかります。しかし、原因不明の症状は私をより不安にさせました。

ところがこの数年間悩まされた寝起きの動悸も血糖コントロールをしてからピタリと治まり、それからは一度も起こっていません。

！睡眠の質の低下は加齢が原因ではない

また、年を重ねると睡眠に関する悩みが増えますが、これも年齢のせいとは限りません。

特によく聞くのが「夜中目が覚めてしまって眠りが浅いと感じる」「夜中に尿意で起きてしまう」というもの。血糖値のモニタリングをしてみると、夜中、それこそ深夜2～3時頃に血糖値が下がる人はとても多いです。

多くの人は「尿意で起きるのは年齢のせいだから仕方ない」と言います。しかし、本来は寝る直前に水分を大量に摂らない限り、尿意ごときで目は覚めません。

朝まで持たずに起きてしまうということは、それだけ眠りが浅いということ。寝ているときに低血糖になると、体は血糖値を上げようと交感神経が優位になるホルモンを出します。

その結果、本来は副交感神経が働いてリラックスしているはずの体が興奮状態になって眠りが浅くなり、パッと目が覚めてしまうわけです。

受講生でも「更年期だから仕方ない」と毎晩のように尿意で目が覚めていた人がいましたが、血糖値を意識した食事に変えたことで朝までぐっすり眠れるようになりました。

このように世間でいわゆる「年齢のせい」「更年期だから仕方ない」と思われるようなことも食事や生活習慣で解決することがあるのです。

だからこそ、あきらめるより1日でも早く血糖コントロールをしてみることをオススメします。

第2章

「低血糖」とは何か

1 そもそも低血糖とはどういうものか

！低血糖は誰でもなり得る

低血糖とはそもそもどんな状態なのでしょうか。

すでにお話ししたように、一般的には血糖値が70mg／dlを切ると低血糖の状態と言えます。

低血糖は、糖尿病患者が血糖値を下げるための内服やインスリン注射などを打った際に調整が上手くいかずに起こる「副作用」のイメージが強いかもしれません。

しかし、本書でお伝えしたいのは、「機能性低血糖症」と呼ばれるものです。

機能性低血糖症は、１９２０年代にアメリカでシール・ハリス博士により提唱されました。

血糖値の低下に伴い心身の不調を来たす疾患のことで、症状としては、疲労感、集中力の低下、眠気、もの忘れ、不安、イライラ、めまい、頭痛、発汗、震え、動悸、筋肉痛、甘いものに対する異常な欲求や空腹感……などが現れます。

コロラド大学健康科学センターで発表された反応性低血糖症（≒機能性低血糖症）に関する論文では、糖尿病患者が治療中に起こす低血糖と、疾患がないにもかかわらず過剰な炭水化物の摂取などの食事によって起こる低血糖は症状が似ているが、後者は食事によって治療されるべきとの記述があります。

日本では、２０１０年に東京女子医科大学が発表した「女性の不定愁訴《ふていしゅうそ》と低血糖症との関わり」という論文内に、不定愁訴（なんとなく体の調子が悪いという自覚はあるものの病院に行っても原因不明である状態）で婦人科に通っていた女性の血糖値を測定したデータがあります。

対象となった患者の中には、バレーボールの試合中に意識を失って救急搬送された人もいました。この女性は病院の検査では何の異常も出なかったそうです。しかし、彼女は夜間に白米を3合食べていたため、血糖値が115㎎／㎗から54㎎／㎗まで急降下していたのです。

食後、血糖値を下げるホルモンであるインスリンが大量に分泌されて低血糖になったと考えられます。

この女性は食事指導を受けて食事を改善したところ、意識を失うような症状はなくなったそうです。

ほかにもこの論文では様々な例が紹介されていますが、統合失調症やうつと診断された人の93％が低血糖症だったという『朝日新聞』（2009年5月11日）の記事にも言及しています。

低血糖時の認知機能障害

徳島県の川島病院は、糖尿病ではない高齢者の低血糖時の認知機能障害に関する興味深い研究結果を発表しています。

これによると、13時間の絶食後、６時間の経口ブドウ糖負荷試験（通常は糖尿病診断に使われるブドウ糖入りの甘い炭酸水を一気飲みして血糖値を数回に分けて測定するもの）を行ったところ、その最中に65㎎／dℓと低い値が出ました。この低血糖を起こしているタイミングで認知機能のテストを行ったところ、認知機能の結果が悪く、その後、どら焼きを摂取して血糖値が上がったら、認知機能は回復したとのことでした。

この結果から、高齢ドライバーの交通事故は低血糖による認知機能障害が関係している可能性を訴えています。

低血糖は誰にでも起こり得るものであり、不定愁訴や認知機能、メンタルとあらゆる症状につながっている場合も考えられるため、注意が必要です。

2 ― 高血糖とは何か

！・糖尿病患者は約20年で1・5倍増加

低血糖について知るにあたり、高血糖についても学んでおきましょう。

糖尿病患者が年々増えていることから、健康診断の結果を見るときにも血糖値の項目に関しては「高いかどうか」を気にする人が多いと思います。

厚生労働省で発表されている糖尿病が強く疑われる人と糖尿病の可能性を否定できない人の数は、1997年時点で1370万人だったのに対し、2016年には2000万人と約20年の間に約1・5倍も増加しています（平成28年「国民健康・栄養調査」）。

そのためか、高血糖を気にしている人は多いのに、低血糖を意識する人はほとんどいないように感じます。

受講生の方たちも、まさか今抱えている不調の悩みが低血糖によるものとは思ってもみなかった、という人が多いのが現状です。

ところが、体の仕組みを知ると本来はどちらが危険なのかは一目瞭然です。

血糖値を上げるホルモンは、アドレナリンやコルチゾール、成長ホルモン、グルカゴン……といくつもあるのに対し、血糖値を下げるホルモンはインスリンただ1つしかありません。

現代の飽食により、血糖値が上がる機会はぐんと増えました。しかしもともと、生き物としてここまで血糖値が上がる食生活は想定されていませんでした。生き物としては生命維持のために血糖値を上げることを重視したため、血糖値を上げるホルモンはたくさんあるのに対し、下げるホルモンは1つしかないのです。

！高血糖がもたらす危険性

もちろん、高血糖も体には良くありません。

高血糖の症状である糖尿病の一番のリスクは、ほかの病気につながる合併症です。糖尿病の合併症の代表的なものは大きく3つあります。

1つは、糖尿病性網膜症です。

岡山大学が2019年度に行った視覚障害の実態の全国調査では、視覚障害の原因第3位が糖尿病網膜症であるとの報告があります。

もう1つは、糖尿病性末梢神経障害です。

奈良県立医科大学の研究グループが2013年から5年間行った研究によると、糖尿病の有無で比べた結果、10万人あたりの大切断（膝下や膝上の切断）の発生率は、糖尿病患者で年間21・8人、非糖尿病者で同2・3人と、糖尿病患者の大切断リスクが9・5倍高いことが示されたとのことです。

つまり交通事故などによる大切断よりも、糖尿病で神経障害を起こして大切断になってしまうケースのほうが多いということです。

糖尿病の三大合併症と呼ばれる最後の1つの疾患は、糖尿病性腎症です。

進行していくと透析を受けることになり、食事制限もかなり厳しくなります。

「糖尿病は怖い！」と思うかもしれませんが、合併症を発症すると危険な場合もありますが、きちんと必要な治療を続けていれば、糖尿病自体が死に直結することは少ないです。

3 高血糖と低血糖の違い

！血糖値は下がる前に上がる

一言で「低血糖」と言っても様々なケースがあり、低血糖の人が全員、一日中血糖値が低いかというとそうではありません。

実際に多いのは、食後に血糖値が上がり、その後、急降下して眠くなったり、体が重くなったりする、または寝ているときに血糖値が下がってしまい朝がつらいなどといった一時的なものです。

ジェットコースターのように、血糖値が急上昇した後に急降下します（これを血糖値スパイクとも言います）。

低血糖の状態に陥ったとき、同時に高血糖状態にも陥っていることがほとんどなのです。中には食後の血糖値が２００mg／dℓほどまで上がる人も多くいます。

なぜ血糖値がこのように乱高下するのか。それは血糖値を唯一下げるホルモンであるインスリンが関係しています。

インスリンはすい臓から分泌され、細胞に糖を取り込む役割があります。

このインスリンが細胞の入口を開ける鍵のような働きをすることで、血糖値が一定に保たれるのです。

つまり、食事をすると血液中に糖が増えますが、インスリンにより、食後の血糖値は下がっていくというわけです。

高血糖になる2つのパターン

多くの糖尿病の人は、このインスリンが上手く働かず効きが悪くなることで、高血糖を起こしてしまうのですが、これには主に２つのパターンがあります。

1つ目は、すい臓の機能が落ちてしまい、そもそもインスリンの分泌量が少ない場合。

細胞の中に糖を取り込めないため、血糖値を下げることができずに高血糖を起こしてしまいます。

これは1型糖尿病に多く、インスリンがほとんど出ない状態なので注射でインスリンを外から入れる必要があります。

1型糖尿病は子どものときなど若いうちに発症することが多く、生活習慣の影響による2型糖尿病とは原因や治療方法が異なります（インスリンの分泌量が少なくなってしまう症状は2型糖尿病の場合にも出ます）。

2つ目は、インスリン抵抗性と言ってインスリンの効きが悪くなってしまう場合。

これは2型糖尿病で見られる状態ですが、実は、先ほどお伝えした血糖値の乱高下が起こっている人はインスリン抵抗性が起こっている可能性がとても高いのです。

インスリンは本来、食事を摂るとすぐに分泌されます。

高血糖が起こる仕組み

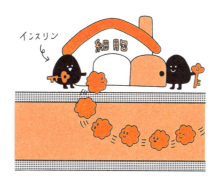

インスリンにより糖が細胞へ取り込まれ
血糖値は一定に保たれる。

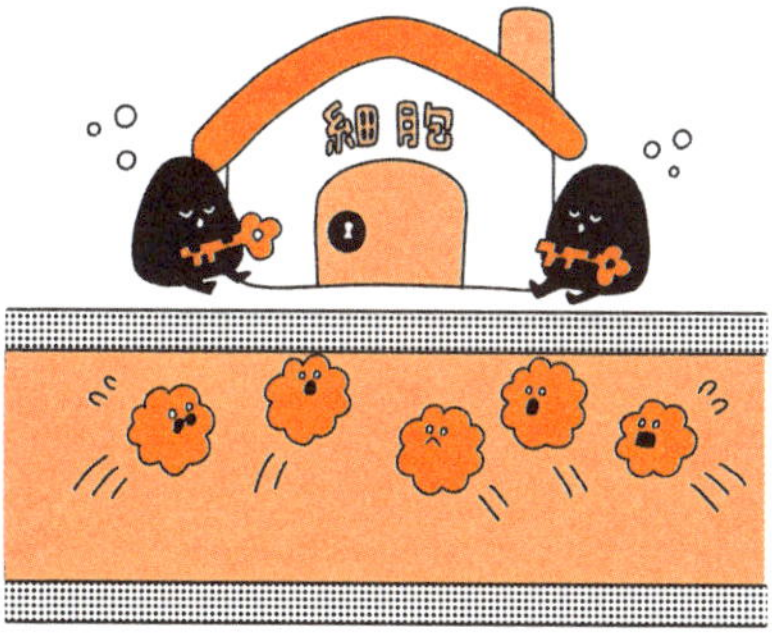

しかし、インスリンの分泌量が低下したり
インスリンの効きが悪くなると
高血糖が起こる

ところが、インスリン抵抗性があるとインスリンの効きが悪くなり、食後に高血糖状態となります。

インスリンが効かないので必要以上に大量のインスリンが出るのですが、その量が多すぎて、今度は逆に血糖値が下がりすぎて急降下、そしてそのまま低血糖を起こしてしまうのです。

インスリン抵抗性の多くは、食生活の乱れや運動不足、生活習慣によって起こりやすいです。

血糖値の乱高下が頻繁に起こっている人は、糖尿病の予備軍とも言えます。

糖尿病と低血糖の改善方法

実際に病院で行われている糖尿病の食事指導と、機能性低血糖を改善するための食事指導はとても似ています。

私も病院勤務時代にたくさんの糖尿病患者の指導をしてきましたが、〝少量頻回食〟といって1日に食べるトータルの量は変えずに回数を増やして分けて食べる、という食事法をお伝えしていました。

こうすると、少量の糖質をこまめに少しずつ入れるため、血糖値が安定し、体やメンタルが楽になります。

後ほど詳しくお話ししますが、低血糖を改善する場合にも、一度にたくさん食べるのではなく、３食で必要な糖質をしっかり摂ったうえで補食として食事と食事の間に少しずつ糖質を入れる食べ方が有効です。

このように、糖尿病と低血糖は別であるものの、２型糖尿病の原因であるインスリン抵抗性は低血糖の人にも起こっている可能性があります。

機能性低血糖＝糖尿病予備軍であることを、しっかり覚えておきましょう。

4 かくれ低血糖が健康的な生活を阻害している

！理性でコントロールできない衝動が起こる

低血糖の症状が悪化した高校生の頃、私はある症状にとても悩んでいました。それは、食欲です。

ダイエットのしすぎで血糖値が乱れてしまい、痩せたい一心で過度な食事制限をしたかと思えば、食欲が自分でも止められなくなってしまい、ファミリーサイズのお菓子を一人で全部食べてしまったりとめちゃくちゃでした。朝食べたものはすべて消費されると思っていたので、家族が起きてくる前の朝5時からカップ麺やアイスクリームを食べていたこともあります。

お腹がいっぱいなのに食べることを止められずに、泣きたい気持ちでいっぱいになりながら食べ続けていました。

拒食症・過食症は、食生活や心理的な原因から食欲がコントロールできず血糖値が乱れてしまうことから起きるケースもあります。

実際に血糖値が下がっている状態では、自分の理性が利かなくなってしまうのです。

血糖値が下がると、血糖値を一気に上げることのできるカフェインや甘いものが食べたくなります。だから、頭ではダメだと思いつつも食べてしまうのです。

意志が弱いから我慢できないのではなく、ただの生理反応なのです。

！生理と低血糖の関係

ほかにも女性の場合は「生理前になると食欲が止まりません」というご相談をよく受けますが、これも血糖値が関係しています。

生理前になるとプロゲステロンというホルモンの影響で、インスリン抵抗性が上がります。

つまり、インスリンの効きが悪くなって大量のインスリンが出るのです。

すると体は「血糖値が下がりすぎてしまう！　危険だ！」と、血糖値を素早く上げることができる甘いものや糖質過多な食事を求めます。

血糖値が乱れるため、メンタルもアップダウンが激しくなってモヤモヤしたりザワザワしやすくなります。これがいわゆるＰＭＳの症状です。

よく「女性は毎月性格が変わる、それはホルモンの影響だから仕方ない」なんて言いますが、血糖値をきちんとコントロールすれば、調節することができる可能性もあります。

毎月生理が来るのが怖くて、痛みで仕事中に動けなくなった私が、今では症状がゼロです。

生理の前後や最中があまりにもいつもどおりで、毎月自分が生理であることを忘れてしまいそうになるほどです。

低血糖による食欲は、食事で改善できることが多いです。詳しい食事の改善方法については、第４章で詳しくお話ししていきます。

5
低血糖はダイエットの天敵

低血糖は太りやすい

血糖値が頻繁に下がると、太りやすくなります。

糖尿病患者への食事指導をしていると「血糖値が上がると太る」というイメージを持っている人が多いことに気づきます。

しかし本当は、低血糖だと太るのです。

ではなぜ、血糖値が下がると太りやすくなるのでしょうか。

血糖値を下げる唯一のホルモンであるインスリンは、糖を細胞内に取り込むだけでなく、脂肪をため込む働きもあります。

つまり、インスリンが必要以上にたくさん出すぎてしまう人はそれだけ太りやすくなるということです。

食後に眠くなる人は血糖値の乱高下が起こっていて、インスリンがたくさん出すぎて急降下してしまいます。そのため眠くなります。

このとき、さらに代謝も下げます。なぜなら体は命を守るために、できるだけ少ないエネルギーで生き延びようとするからです。

そのため、低血糖になると代謝も下がり、太りやすくなるのです。

気合いや根性で食べるものを選ぶのは難しい

ここまでお伝えしてきたように血糖値が下がると、体は命を守るためになんとしてでも体内に糖を入れて血糖値を上げようとします。

これは理性でどうにかできるものではありません。つい腹八分目を超えて食べすぎてしまうのも同様です。

　また、低血糖の人は胃腸が弱い人が多いです。

　糖質、タンパク質、脂質の三大栄養素の内、脂質とタンパク質は消化力が必要であるため、低血糖の人が本能的に食べるのが楽な糖質を選んでしまうのも、低血糖で太る原因の1つでしょう。

　仮に低血糖の人がダイエットのために糖質制限をして脂質とタンパク質量を増やしても、消化できずに逆に腸内環境が乱れてしまいます。

　タンパク質の消化には胃酸が必要ですし、脂質の消化には胆汁酸が必要です。

　痩せたいからと食事の代わりにプロテインを摂っても消化できないので、お腹が張ったり便秘になったりしてしまいます。

運動嫌いも低血糖が原因

　また、低血糖の人は、「運動したくない」「動きたくない」人が多いです。

　これは怠け者だからではなく、日常生活ですべてのエネルギーを使い果たしていて運動にまで使うエネルギーが残っていないだけです。

単純にエネルギーが赤字なのです。これでは動きたくなくて当たり前です。

このように、低血糖だと太りやすくなる原因が多々あります。

言い換えると、低血糖を改善すれば痩せられるということです。

受講生の中には肥満外来に行っても痩せなかったのに、血糖コントロールを意識した食事にすることで血糖値を安定させ、毎日3食＋おやつを食べて5kgの減量に成功した人もいます。

血糖コントロールができれば運動もしたくなってきますし、甘いものもいらなくなり、ストレスフリーでダイエットに取り組むことができるのです。

6 ― 低血糖は心の健康にも悪影響を及ぼす

！・低血糖が引き起こすネガティブ感情

あなたは自分のことをどんな性格だと感じますか？

過去の私は常に他人の目を気にして「みんなに嫌われないように」と思って生きていました。何をするにもビクビクしてしまい自分のやりたいこともできず、言いたいことも言えず、ちょっとしたことで傷つき、「私はネガティブな性格だから仕方ないと」あきらめていました。

周りに楽しそうに生きている人がいるとうらやましくて、自分は何も行動していないのに妬んでばかり。当時はそんな自分がとても嫌いでしたし、自分が何のために生きているのかわからなくなることもよくありました。

物心ついたときから自分に自信がなく、私には価値がないと思っていたので小学生の頃から「死にたい」と思わずに生きられる人が不思議で仕方ないほど、常にメンタルの浮き沈みが激しい中で過ごしていたのです。


ところが血糖コントロールを実践するようになってからは、ネガティブな気持ちにあまりならなくなり、新しいことに挑戦できるように。自分がやりたいと思ったことを行動に移せるようになっていきました。

昔の自分だったら絶対に考えられません。

この変化に周りもびっくりしていて、久しぶりに会う友人には「変わったよね」とよく言われます。

ただ、私は変わったのではなく〝元に戻っただけ〟。つまり、今の私が本来の姿なのです。

本書を読んでいるあなたがもし今、自分の性格を好きになれないと思っているのだとしたら、それはあなたの本当の性格ではなくて、低血糖による〝症状〟かもしれません。

周りの人のことも思いやれるようになる

「この人苦手だな」と思う相手がいるなら、あなたが見ている相手の姿はその人の本当の性格ではなく症状かもしれません。

以前勤めていた職場に苦手な上司がいました。彼女は感情の起伏が激しく、機嫌が悪い日は挨拶をするだけで冷たく当たられましたが、機嫌が良い日はとても優しくて話しやすい人でした。

昼休みを返上して、仕事をしていることがよくあったのを覚えています。おそらく低血糖を、コーヒーをガブ飲みしながらごまかしていたものの、アドレナリンが全開になりイライラしやすかっただけなのだと思います。

あなたの周りにいる理不尽に怒っていたり、何かと突っかかってカリカリしている人は、いつもコーヒーやエナジードリンクなどカフェインを摂っていませんか？　甘いものばかり食べていたり、ランチにパンやパスタなど糖質単品のメニューを好んで食べていたりしませんか？

もし当てはまるようであれば、その機嫌の悪さは性格ではないかもしれません。

こうして体の仕組みを知っていると、相手に対して嫌悪感を抱くのではなく「この人は低血糖なのかもな」と、俯瞰《ふかん》して接することができます。

低血糖の知識があれば、周りの人のことも思いやれるようになり、人間関係のトラブルも未然に防ぐことができるのです。

7 健康法の多くは低血糖を改善しないと効果がない

Ⅰ・多くの健康法は血糖コントロールと一緒に行うのが良い

糖質制限が流行った影響か、最近はプロテインを飲む人や油の摂取量を増やす食事法などを実践している人が増えた印象です。また、〝腸活〟もだいぶメジャーな言葉になりました。

こうした健康法を実践する際は、血糖コントロールを同時にやっていくことが大切です。

健康法を実践している最中に低血糖状態になると、アドレナリンなどの危機管理に使われるホルモンが出ることで交感神経が優位になるからです。

交感神経が優位になると胃腸の動きが抑制されてしまうので、消化力も下がり胃酸や脂質の消化に必要な胆汁酸の量も減ってしまいます。

この状態ではプロテインや油（脂）を摂っても消化ができませんし、食べ物を活用した腸活をしてもそもそも胃酸が少なければ悪玉菌が殺菌されず、かえって腸内環境が悪くなってしまうこともあります。

プロテインを摂ってお腹が張ったり便秘になってしまう人は、消化ができていない証拠です。消化できないタンパク質はむしろ腸の状態を乱してしまいます。

！コレステロール値も低血糖が影響する

脂質の消化には胆汁酸が必要なのですが、これはコレステロールが原料となります。コレステロールは糖質、タンパク質、脂質の三大栄養素をエネルギーに変えて代謝されていくことでつくられます。

低血糖の人は代謝が上手くできないため、コレステロールが不足しやすく、結果、胆汁酸も不足しやすい状態です。

低血糖の人はコレステロール値が低い場合がとても多いのです。

焼肉に行くとお腹をくだす、かかとがガサガサ、ドライアイ、肌が乾燥する……といった症状があれば、コレステロール代謝が上手くいっていない可能性が高いです。

低血糖のままだと、体に良いとされることもその効果が十分には発揮されません。だからこそ何よりもまず、常に血糖コントロールを意識した行動を心がけて行うことが大切なのです。

第3章

「低血糖」を引き起こす間違った生活習慣

1 こんな生活が血糖値の乱れを引き起こす

！日頃の食事と生活習慣が低血糖を引き起こす

ここまで読んで「もしかして私もかくれ低血糖かもしれない」「当てはまるものがたくさんある！」と思った人もいるのではないでしょうか。

血糖値が乱れやすいのは遺伝的な要因もありますが、ほとんどの場合、日頃の食事や生活習慣が原因です。

例えば、糖質の摂りすぎや極端な糖質制限、偏った食事による栄養バランスの乱れ、欠食、睡眠不足や運動不足、ストレス……などです。

このような様々な要因により、内臓の機能が低下したり、自律神経やホルモンバランスが乱れたりすることで血糖値が下がります。

最近は、極端な食事法を実践したことで低血糖になっている人も多くいる印象です。世の中には様々な健康法がありますが、大事なのはその情報自体の良し悪しではなく「今の自分の状態に合っているかどうか」です。

ある人がとても上手くいっても、あなたはその人と住んでいる場所も、生活リズムも、今の体の状態も違うはずです。

最速で、確実に変化を起こすためには、自分には何が合うのかという視点をもつことがとても大事です。

では実際に、どんな食事や生活習慣が低血糖を引き起こす原因になるのか？　この章で詳しくお伝えしていきます。

2 寝起きのコーヒーは疲れやすくなる

!・コーヒーを飲まないほうがパフォーマンスは上がる

食事指導をしていると「寝起きにまずコーヒーを飲む」という人がとても多く、その理由を聞くとほとんどの人が「コーヒーを飲まないと目が覚めない」「朝、コーヒーを飲むことで体が動くようになる」と言います。

ですが、目を覚ましたり体を動かしたりするためという観点で言うと、むしろ寝起きのコーヒーが、実は体を疲れやすくさせているかもしれません。

カフェインには興奮作用があり無駄にアドレナリンを出すことになるので、摂取しているときは興奮状態となって一時的に集中力が上がるような気分になりますが、それが切れると血糖値が下がりやすく、ぐったりすることも多いのです。これはアドレナリンに頼って動いていると起こる現象です。

寝起きにコーヒーを飲むと無理やりアドレナリンを出すことになるので、これにより胃腸の動きが落ちて朝ご飯が食べられなくなるのです。

また、コーヒーを飲むと、ストレスホルモンであるコルチゾールが間接的に増えていきます。

結果、飲む前より体が疲れやすくなります。

私も血糖コントロールを実践する前は、仕事に行く前にコンビニでカフェオレを買ってよく飲んでいました。

当時は毎朝眠くて仕方なかったですし、起きた瞬間からまだ家にいるのに「帰りたい」といつも思っていて、カフェインを入れなければ仕事に行けない状態だったのです。仕事中もパソコンに向かうと睡魔に襲われていたため、カフェインを常備していました。

ところが今はほとんどカフェインを摂ることはありませんが、集中力が上がるようになったので、以前よりも短時間で仕事が終わるようになりました。

「眠いから目を覚ますため」「仕事の効率を上げるため」と日々カフェインを摂っていた多くの受講生からも、摂るのをやめてから「以前より疲れなくなってびっくりしています」と皆さん驚かれます。

! カフェインで興奮状態を作っている

コーヒーが絶対ダメということではなく、メリットもあります。ただ、その恩恵を受けることができるのは、そもそも健康な人だけだと思ってください。

なぜならお疲れモードの人はコーヒーをドーピングにして疲れている体にムチを打って気合いで無理やり動かしている状態だからです。

一度カフェインをやめてみるとよくわかるのですが、たまにコーヒーを飲むと脈が速くなったりソワソワして落ち着かない感覚になります。

毎日たくさん摂っているとその状態が普通になってしまっているのであまり気づか

ないかもしれませんが、カフェインを摂ると血糖値や血圧が上がり、心拍数も上がります。

アドレナリンを出して興奮状態を作るので、カフェインを摂ることで目が覚めたり頭がスッキリしている「ような気がしている」だけです。

興奮しているときや緊張しているときは、自然と目が覚めますし眠くはならないですよね。つまり、その状態がカフェインによって作り出されているだけなのです。

！雨の日は特にコーヒーを飲まないようにする

だからといって、カフェインを今後一生摂るなと言うつもりはありません。

気を付けてほしいのは、カフェインをドーピングのように使う摂り方です。本当は疲れているのに気合いを入れるため、体を動かすためという使い方をすると、体にはどんどん負担がかかっていきます。

特に天気の悪い低気圧のときに体の怠さを感じ、カフェインを入れて乗り切るのは自律神経のバランスを乱す原因となります。

太古の昔、人は狩猟で生計を立てていました。当時、雨の日というのは狩りに行けない日でした。つまり、そもそも人間が活動的に過ごす日ではないのです。

雨の日は副交感神経が優位になりやすいのでリラックスモードになり、人によっては「やる気が出ない」と感じることも多いかと思います。

こんなときにカフェインを使って無理やり交感神経を刺激すると、自然な状態に逆らうこととなり自律神経が乱れてしまいます。

カフェインで体を無理に動かすのではなく、体の状況を見ながら上手にお付き合いしていきましょう。

3 低血糖の人こそ朝ご飯は必須

1 朝ご飯を食べられないのはなぜか

長年論争が続いている「朝ご飯は結局食べたほうがいいのか？　食べないほうがいいのか？」問題。

結論から言うと、人によって違います。これも先ほどお伝えしたように体の状態によって合う・合わないがあるからです。

例えば肝臓が元気で、筋肉がしっかりある人であれば、朝ご飯を食べなくても血糖値の維持ができるので朝食抜きでジョギングができたりします。

このような人が「朝食は要らない！」と発信したとしても、同じようにできる人は限られてしまうので気を付けたいところです。

寝ているときに血糖値が下がっている人は、朝は食欲がない場合が多いです。

しかし実は、「朝は食べたくない」という人ほど、食べたほうがいいケースが多いのです。

「朝から食べるとその後、体が重くなる、怠くなる」と感じるとしても、ご飯を食べるから怠くなっているわけではなく、寝ているときに低血糖を起こしてアドレナリンが出て朝から体が緊張状態になっているからなのです。

その緊張が緩んだタイミングでぐったりするのですが、そこにカフェインを摂って、また緊張状態を作り出すことになるので、自分の症状に気づかずに過ごしていたりします。その結果、「朝ご飯を抜いたほうが元気でいられる」という勘違いを生んでいきます。

寝ているときの血糖値が安定していれば、朝は空腹で目が覚めます。

！スムージーやプロテインに要注意

また、朝に食欲がない人がスムージーやプロテインを朝食代わりに飲んでいるという話もよく聞きます。

これは、朝起きるのがしんどい人や食欲がない人こそオススメできません。

受講生の方で実際にあった話です。その人はとても健康意識が高く毎朝スムージーを飲んでいました。ところが常に眠気がひどくて車の運転もできなくなってしまったため、どうにかしたいと相談に来られました。

食事内容を聞いて、朝のスムージーが原因の1つだと感じたのでやめてもらったところ、かなり体調が改善していきました。

ご本人は、体に良いと思って実践していたスムージーで体調を崩していたことに驚いていました。

空腹時のスムージーは血糖値の乱高下を引き起こします。もとは果物や野菜とはいえ、噛まずに甘い飲み物を一気に吸収するため血糖値が急上昇します。そして、その後急降下するので眠気や怠さを起こすのです。

ではプロテインはどうでしょうか。プロテインは糖質ではなく、タンパク質なのでプロテイン単体であれば血糖値は上がりません。

ただし、朝に食欲がない場合は胃腸が動いていないということなので、プロテインを飲んでもうまく消化できない可能性が高いのです。

また、スムージーもプロテインも、どちらも飲むだけで噛みません。

後ほど詳しくお話ししますが、噛むことは消化の始まりで、よく噛むことで消化液である唾液が出て、胃腸も動き、幸せホルモンのセロトニンも分泌されます。

噛まない食事を無意識に選択している時点で胃腸が動いていない可能性が高いです。

しんどいときに固形物を無理矢理摂る必要はありませんが、最初は液体でもいいので糖質やタンパク質を朝ご飯に取り入れて少しずつ固形物にしてみたり、量を増やしたりと朝ご飯を食べる習慣をつけてみてください。

詳しくは第4章でお伝えします。

4 ― 糖質制限は向かない人がやると上手くいかない

！・糖の代謝が上手くいっていない人は向かない

「おにぎりを少し食べただけで凄まじい眠気に襲われてしまうので糖質制限をしている」という方がいらっしゃいました。

これは糖質が悪いわけではなく、彼女の糖代謝に問題があるので、むやみに糖質制限をしてもなかなか根本的な解決には至りません。

糖質は三大栄養素の1つです。脳のエネルギー源はブドウ糖ですが、これは糖質からしか摂ることができません。摂りすぎると体に影響が出ることはありますが、摂らなすぎるのも糖代謝が落ちていく原因となってしまうのです。

通常の状態であれば、おにぎり1個くらい食べたところで眠くはなりません。

ところが、これですさまじい眠気が来るということは、間違いなく糖代謝が上手くいっていない証拠です。

血糖値を乱高下させずにフラットに維持できていれば、適度な糖質を食べることでむしろ集中力が上がりサクサク仕事もできるし遊びも楽しめるようになるものだからです。

つまり、むやみに糖質制限をすれば良いものではなく、それによって起きる症状を見て、やる・やらないを決めることが必要なのです。

！甘いものが好きな人も糖質制限はNG

では、糖質制限が向かないのはどんな状態の人なのか。

それは、肝機能が落ちている人です。肝臓の働きの1つに、グリコーゲンという糖の貯金をつくってそれを取り崩して血糖値を維持するというものがあります。

そのため脂肪肝など、肝臓の機能が落ちていると血糖維持が難しくなってしまいます。

「私はお酒はあまり飲まないから大丈夫！」と思う人もいるかもしれませんが、肝機能が落ちるのはアルコールだけが原因ではありません。

例えば、脂肪肝はアルコールが原因となるアルコール性脂肪肝と、それ以外が原因となる非アルコール性脂肪肝に分かれます。

アルコール性脂肪肝の場合は単純にアルコールの摂取量を減らすことで改善するケースが多いのですが、非アルコール性脂肪肝の原因は、ほとんどの場合、食生活です。特に甘いものや油の摂りすぎが考えられます。

また、サプリメントの摂りすぎで肝臓に負担がかかって機能が落ちてしまうこともあるので注意が必要です。

日頃から甘いものが好きで油の摂取量も多い人は肝機能が落ちていることが多いため、糖質制限にも向いていないことが多く、糖質制限をすると体に負担をかけてしまいます。

そのため、まず血糖コントロールを行うことが大切です。

筋肉がつきにくい人も向かない

筋肉にも糖の貯金であるグリコーゲンがあります。主に運動するときなど動いているときにエネルギー源として使います。動くときは筋肉、動かないときは肝臓のグリコーゲンを使っていると思ってください。

血糖値が下がっていると筋肉は分解されていくため、この状態ではいくら筋トレをしても筋肉はつきませんし、むしろ筋肉が破壊されてしまう可能性すらあります。

筋肉がつきにくいという人は、このような状態であることが考えられるため糖質制限は向きません。

糖質制限が向いているのは、骨格がしっかりしていて筋肉質な人です。つまり女性で向いている人はあまり多くはないかもしれません。

憧れの人が糖質制限をして上手くいっていたとしても、胃腸が弱い細身の人や筋肉がない人は合わないことが多いので、まずはしっかり必要な分の糖質を摂って代謝できる体を目指すことが大切です。

5 「食欲」ではなく「空腹」を満たす食事をする

1・空腹と食欲の違い

「何かを食べたい！」と思ったとき、体は何を満たそうとしているのでしょうか。

考えられるのは、「空腹」と「食欲」です。

では、「空腹」と「食欲」の違いは何でしょうか。

普段あまり意識しないかもしれませんが、食事から体を変えていくうえで、この違いを知っておくことはとても重要です。

では、どう違うのか？

簡単に言うと、空腹は「体の欲求」で、食欲は「脳の欲求」です。

脳は体の健康を無視した欲求をどんどん出します。薬物やアルコール依存が起こるのはまさにこのためです。

体からの欲求である「空腹」を無視して脳の欲求である「食欲」を満たす食事ばかりしていると、体調に影響が出てしまいます。

カウンセリングをしている中でいつも感じるのは、食べるのをやめられないものはほぼ共通しているということです。甘いもの、アルコール、パンなどの小麦製品、乳製品、コーヒーやエナジードリンクといったカフェインが入ったものなど。

これらはすべて、食べると脳でβ－エンドルフィンという快楽物質が出ます。脳内麻薬と言われ、麻薬を使ったときと同じような反応をして脳が気持ちよくなるのです。疲れているときに甘いものを食べ「幸せーーー！」と感じる感覚は、ドーパミンなどの刺激的な幸福感。幸せホルモンのセロトニンや愛情ホルモンのオキシトシンのような穏やかな幸福感とは別ものです。

依存性のないこんにゃくをやめられない人はほとんどいませんが、甘いものやアルコール、小麦、乳製品、カフェインは刺激的で依存性があるため、やめられない人が多いのです。

！「食欲がない＝空腹」ではない

「仕事中はお腹が空かないので昼はコーヒーだけでほとんど食べない」という人も多いです。

注意してほしいのは、あなたの感覚と脳が、「食欲が出ない」「お腹が空かない」と思っていたとしても、体は空腹である可能性があるということです。

本当なら空腹であるべきタイミングなのに食欲がないのであれば、アドレナリンにより体が興奮して緊張し胃腸が動かず、空腹を感じられなくなってしまっているだけ、という可能性が高いです。

カフェインを摂り続けている人はアドレナリンが全開に出ていることがよくあります。

本当は空腹なのにそれを無視していると、どんどんエネルギーや栄養が不足していきます。食欲を満たすのではなく、空腹を満たすことを心がけていくことが大切です。

6 アルコールは血糖値が上がりにくくなる

ご飯を食べて血糖値の低下を防ぐ

お酒を飲むのが好きな人も多いと思いますが、血糖コントロールをするうえでは知っておいてほしいポイントがあります。

それは、1章でも少しお話ししましたが、お酒を飲むと「血糖値が上がりにくくなる」ということです。その分、低血糖状態にも陥りやすくなります。

太ることを気にして、飲んでいるときに糖質量を減らそうとする人がいますが、ある程度、糖質も一緒に摂ってあげたほうが後で起こる血糖値の低下を防ぐことができます。

もちろん食べすぎは血糖値を乱しますが、おつまみとしてご飯ものを多少お腹に入れるようにしてみてください。

また、お酒の〆にラーメンが食べたいというのもまさに低血糖の症状です。下手に食事中の糖質を減らそうとすればするほど〆にラーメンを食べたい欲が強くなってしまいます。かえって太りやすくなりますので、糖質補給はお酒を飲むうえでとても大事です。

寝酒はなるべく避けたほうがいい

中には、夜なかなか寝付けないからと〝寝酒〟をする人もいます。

ところが先ほどお伝えしたようにお酒を飲むことで血糖値が上がりにくくなるため、寝酒をすると睡眠中に血糖値が下がり、朝の体が重い、食欲が出ないなどの症状につながりやすくなります。

日頃、血糖値が安定しているような人でも寝る直前のアルコールは、睡眠中に血糖値の低下が起こりやすいので、お酒を飲んだら2時間ほど時間を空けてから寝るなど対策が必要です。

酔っぱらって眠るとぐっすり眠れていると感じる人もいるかもしれませんが、睡眠の質として高いものにはなりません。お酒を飲むと夜中に目が覚めてしまう経験がある人もいるのではないでしょうか。

すでにお伝えしたように、肝臓には糖の貯金であるグリコーゲンがあります。寝ているときなど食べないときは肝臓の働きによって血糖値を維持していくため、肝臓がアルコール代謝優先になることで、睡眠中に血糖値が下がりやすくなってしまいます。

このようにアルコールを摂ると、低血糖状態に陥りやすく睡眠の質が下がってしまうので、寝酒はオススメできません。

7 カロリーゼロは要注意

！・人工甘味料で糖の代謝が下がる

「カロリーゼロ」の商品に惹かれる人も多いのではないでしょうか。

私も絶賛ダイエット中だった高校生の頃にはじめて見たときは「カロリーゼロということはいくら食べても太らないはず！　夢のような商品だ！」と、感動した覚えがあります。

しかし、カロリーゼロには大きな落とし穴があります。

法律では食品100gあたり5kcal未満（飲料の場合は100mlあたり5kcal未満）にエネルギーを抑えていれば、カロリーゼロと表示できることになっているのです。つまり、カロリーゼロ食品のカロリーはゼロとは限らないということです。

また、砂糖の代わりにアスパルテームやスクラロースなどの人工甘味料が入っていることが多いのですが、大きな問題があります。これは糖ではないため、脳のエネルギー源にはなりません。

ヨーク大学が2016年に発表した論文にはアスパルテームが腸内細菌の増殖と機能を阻害し、耐糖能障害を促進していることがわかったという話もあります。

つまり、人工甘味料を摂ることで糖代謝が下がってしまったり腸内環境が悪くなってしまったりするので、カロリーは抑えられても長い目で見ると太りやすくなってしまうということです。

！血糖値を上げたいのに上がらない

ほかにもベイルート・アメリカン大学の農業・食品科学部からは2021年に、人工甘味料を摂取し続けると、体重と脂肪量が大幅に増加するとの研究データが出ています。さらには糖代謝にも影響が出たとのことです。

甘いものが食べたくなるときというのは、血糖値が下がってきているときの反応でもあります。

そんなときにカロリーゼロを摂取しても甘みは感じるけれど、血糖値は上がらないので、血糖値を上げたい体の枯渇感は収まりません。

これでは甘いものはずっとやめられず、根本的な解決にはつながりません。

たしかに「カロリーゼロ」という表記はダイエット中の人にとって魅力的に感じるワードだと思いますが、ぜひ目先のことだけではなく、長い目でみればデメリットが多くあるということを覚えておきましょう。

8 単品飯は低血糖状態に陥りやすい

単品飯は百害あって一利なし

忙しい、時間がないという理由から短時間でお腹いっぱいになるようなものを普段から食べていないでしょうか。

例えば、パンだけ、麺類だけ、丼物……などです。人によってはお菓子だけなど。

しかし、ビタミンやミネラルなどあらゆる栄養素が不足しやすく、糖質過多な食事にもなりがちのため血糖値も一気に急上昇しやすく、食後の眠気にもつながりやすいのです。

病院で栄養士として食事指導をしていたときに来る患者さんも、ほとんどがこのように糖質ばかりの単品メニューをいつも食べている印象でした。

血糖値が下がっているときに、血糖値が急激に上がるものを食べると脳がおいしく感じます。

まさに、空腹ではなくて食欲を満たすような食事です。

どうしても糖質のほうが安く、肉や魚などのタンパク質や野菜は値段が高いため、価格で糖質を選択することもあるでしょう。すると、必然的に糖質の量が増えてそのほかの栄養素を摂る量が減ってしまいます。

その食事は安く済ませることができるかもしれませんが、長い目で見ると体調を崩しやすくなって医療費がかかることも考えられます。

さらに血糖値の乱れや栄養不足によって、集中力が落ちたり頭が回らなくなったりするため、仕事の能率も下がってしまうかもしれません。

!「噛まない」は血糖値を上げる

また、パンも麺類も丼物も単品メニューはあまり噛まないで食べることができるものが多いです。カレーは飲み物なんて言う人もいるくらいです。

あまり噛まないと、血糖値は上がりやすくなります。定食と単品飯の食材が同じだったとしても、です。つまり、噛む食事に変えることで血糖値の変化も穏やかにすることができるのです。

また、同じカロリーでも定食のように複数おかずがある場合とでは満足度が全く違います。品数が増えるほうが食べるのにも時間がかかるため、満腹感を得やすいのです。

血糖値の上がり方も変わるので、定食スタイルで食事をしたほうが眠気も起こりにくくなります。

もしどうしても時間がなくて単品メニューになってしまう場合は、できるだけ具が多いものを選ぶようにしましょう。

それだけでも血糖値の急上昇を緩やかに抑えることができますよ。

9 外食は砂糖を多く摂ってしまう

！・料理に使われている砂糖によって血糖値が急激に上がることも

料理が苦手な人や仕事柄、外に出ている時間が長い人は外食も多いと思いますが、外食でも気を付けてほしいことがいくつかあります。

まず飲食店で出てくる料理は、おいしくするために砂糖がたくさん使われていることが多いです。

一見ヘルシーそうな和食も煮物にはかなりの砂糖が入っています。

落とし穴なのが、韓国料理やタイ料理など辛い料理や酸っぱい料理。辛味や酸味のあるものにも、気づきにくいですが砂糖はたくさん入っています。

コチュジャンの原材料を見ると砂糖や水あめが最初に書いてあることが多いです。割合として一番たくさん入っているということです。

「外食は多いけど甘いものは食べてないから大丈夫！」という人も、料理からたくさん砂糖を摂っている可能性が高いので注意してください。

砂糖の摂りすぎは腸に炎症も起こしやすくします。腸内環境が悪いと肝臓が解毒に忙しくなり、その結果、血糖維持が上手くできなくなることもあります。日頃から砂糖の摂取量を減らす意識をしてみましょう。

外食で食べるお米は家で食べるお米より血糖値が上がりやすい

外食で気を付けてほしいのは砂糖だけではありません。

特にチェーン店やコンビニなどの外食産業などでは、大量のお米をきれいに均一に炊くために、酵素が使われています。

この酵素自体が体に害があるわけではないのですが、これはお米のでんぷんをブドウ糖に分解する役割があります。本来は食べたお米のでんぷんが体の中でブドウ糖に変換されるのに対して、この酵素を使って炊いたお米を食べると最初からブドウ糖の状態で体に入ってくるため、体内への吸収が速く、血糖値が上がりやすくなるのです。食欲も増していきます。

大量のお米がきれいにふっくら炊けて、そしてお客さんがたくさん食べてくれるから飲食店にとってはメリットしかありません。

もちろんこれも企業努力だとは思いますし、何も食べないよりもしっかり栄養を摂ることを優先してほしいので食べるなとは言いません。

ただ、外で食べるお米と家で食べるお米は別物であることを意識しておいてください。

10

スマホ依存は疲れがとれない

寝る前のスマホは特にNG

仕事が終わった後やお休みの日、あなたはどんな過ごし方をしていますか？

疲れて帰ってきて、とりあえずソファにごろんと横になってスマホでSNSや動画を観たり、漫画を読んだり、ゲームをする人も多いかと思います。

私も会社員の頃はそれが毎晩のルーティンでした。

仕事終わりはいったんソファに転がって、ひたすらスマホで動画を観るかゲームをする。気づいたときには何時間も経っていたり、寝落ちしてしまい目が覚めたら深夜で慌ててお風呂に入ってベッドに移動する、なんてことも日常茶飯事。

休みの日も予定がなければ布団から出ずに、一日中ゲームをしていることもよくありました。

ゆっくり過ごしているので、休めていると感じる人もいるかもしれませんが、スマホやパソコンなどのブルーライトは交感神経を刺激するため、体は緊張状態になりやすいです。

特に寝る前のスマホは、血糖値を上げるホルモンのうちの1つである成長ホルモンの分泌を抑制してしまいます。

結果、睡眠の質も下がってしまいます。

疲れているときこそスマホから離れる

低血糖状態によくなる人は、基本的にあまりエネルギー代謝が上手く回っていないため、刺激がないと動けない人も多いです。

周りの目がある仕事中はバリバリ頑張って動くことができたり、人前では元気そうにしていたりするのですが、帰宅して一人になるとスイッチが切れたように動けなくなってしまいます。

着ていた上着をハンガーにかけるのもしんどいから、ソファや椅子の背もたれにかけっぱなしにしたり、腕を高くあげるのも疲れるので頭を洗うこともドライヤーをすることも苦痛に感じたりします。

そんなときにできるのは、転がって短い動画を観たり、ゲームをする程度。なので、ついスマホに手が伸びる……というスマホ依存状態に陥りがちです。

ですが、スマホやパソコンなどの画面を見ることは本当の意味での休息にはならないため疲れはとれません。

スマホ依存状態になると、自律神経も緊張しっぱなしのため、いくら食事を整えても血糖値が安定しなかったり胃腸の動きが悪くなり胃酸が減る原因にもなります。

疲れているなと思ったときにはまずスマホから離れ、軽く体を動かしたり、自然の中に行くなど副交感神経を優位にして、心も体もリラックスできるような方法を探してみましょう。

第4章

「低血糖」と上手に付き合う方法1 食事編

1 食事は血糖コントロールの鍵

！ 食べるものを自分で選ぶ力を身につけよう

今はどこにでもコンビニがあって、飲食店があって、気軽に食べ物を手に入れることができます。そんな便利な環境だからこそ、食べるものを自分で選ぶ力が必要です。

そこでこの章では、自分で食事を選ぶ力をつけるために、血糖コントロールをするうえで大切な食べ物や食べ方などについてお話ししていきます。

血糖コントロールで最も大切なのは、食事と言っても過言ではありません。

ただ、あくまでも健康になることは人生のゴールではなく手段です。私たちは健康になるために生きているわけではありません。

食事も楽しむことが大事ですし、すべてはバランスなので、いきなり全部やろうとしなくても大丈夫です。

まずはできることから、少しずつ実践してみてくださいね。

エネルギーを自分のしたいことに使おう

不調を改善したい人に「今よりもっと元気になったら何がしたいですか？」と聞くと、「仕事をもっと頑張りたいです」「家事をもっと頑張れるようになりたいです」と話す人が多いです。

仕事や家事が本当にやりたいことならいいのですが、よくあるのが、やりたくない仕事を頑張りすぎて体調を崩して、食事を変えて元気になったタイミングで復帰してまた体調を崩すパターンです。

血糖コントロールをして血糖値が安定すると体は動くようになり、メンタルも安定していきます。

ただ、使えるようになったエネルギーは我慢のために使うのではなく、あなたが本当にやりたいことや好きなことのために使ってください。

嫌なことのために自分の大切なエネルギーや時間を使っているうちは、自律神経も緊張しっぱなしで胃腸も動かないので、栄養の効果も出にくくなってしまいます。

なぜなら、気合いが必要なことや嫌なことをやるのは、ものすごくエネルギーを消耗するからです。

ゲーム好きな人がゲームをするのに「頑張ろう！」とはならないように、好きなことはやっていても疲れません。

体は疲労感があったとしても心地よい充実感も同時にあるため、疲弊するどころかどんどん元気になっていきます。

ここからお伝えしていく具体的な食事や生活を実践するうえで一番大事なことなので、ぜひ頭に置いて読み進めてくださいね。

2 まずは一口30回からスタート

1・よく噛むことで血糖値の上昇が緩やかになる

血糖コントロールは具体的に何をしたらいいのでしょうか。

はじめに取り組んでいただきたいのは「一口30回以上噛む」ことです。

血糖値が乱れている人は、早食いで噛まずに飲み込んでしまっていることが多いです。

病院で栄養指導をしていた頃も「食べるのが遅いです」と言う人は1人もいませんでした。全員早食いのほうだと言うのです。

血糖値が下がっているとき体は「早く血糖値を上げたい！」となるので、つい早食いになってしまうものです。

しかし、これでは血糖値が急上昇してしまいます。

なのでまず、ゆっくり食べることを習慣づけましょう。

これからは、一口食べたら頭の中で30回、数を数えてください。いかに普段自分が噛んでいないのかがよくわかるはずです。

実際に受講生たちに取り組んでいただくと最初のうちは「10回噛むのが精一杯です」「普段全然噛んでいないことがわかりました！」と言います。

ところが1カ月も経つとだんだんみんな慣れてきて、当たり前のように30回噛むことができるようになります。

そして、これだけでも食後の体調が変わったり、今までよりも少ない量で満足できるようになるので体感の変化を得られるようになる人もいるくらいです。

私は、50回くらい噛んで食べています。

今では早く食べてと言われても、よく噛まないと飲み込めなくなってしまったので、噛まずに食べることができないくらいです。

慣れてしまえば平気になるので、ぜひ今日から始めてみてください。

！「噛む」メリットは多い

噛むことは血糖値が緩やかに上がるだけではなく、ほかにもメリットがたくさんあります。

まず、腹八分目で満足できるようになるため、少量でもお腹いっぱいになる人が多いです。

また、噛むことで幸せホルモンのセロトニンが出ます。

さらには、食材によっては添加物があったり、目には見えなくてもカビのリスクがあったりするのですが、唾液には解毒作用があるため、よく噛むことで唾液が出てその害を減らすこともできます。

よく噛まなければあまり唾液は出ませんが、しっかり噛んでいると唾液も十分に出ます。

ちなみに、食事中に水分をたくさん摂ってしまう人はよく噛んでいなくて唾液が出ていない人が多いです。

また、食事中に水分をたくさん摂ってしまうと、胃酸が薄まるので消化力も弱くなってしまいます。

そのため、汁物を摂ったり、お水1杯くらいなら良いですが、食事の前後30分程度はあまり大量の水分を摂らないことをオススメします。

このように噛むことにはメリットしかありません。

ぜひ、まずは一口30回を目指して噛むことを習慣にしてくださいね。

30回噛むのを目標にしよう

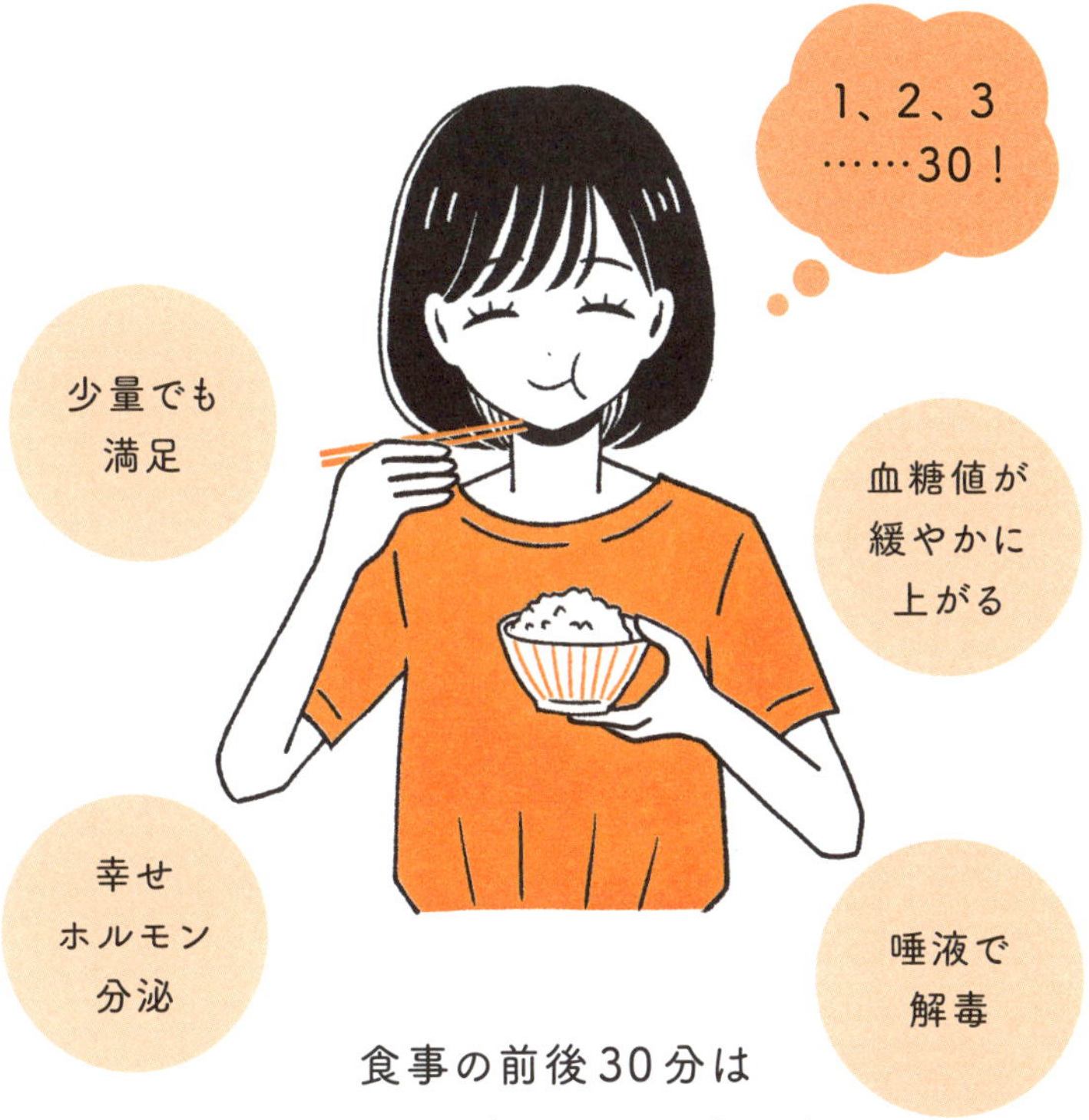
1、2、3
……30！
少量でも
満足
血糖値が
緩やかに
上がる
幸せ
ホルモン
分泌
唾液で
解毒

食事の前後30分は
水分をあまり摂らないほうが良い

3 カフェインは〝なくても平気〟を目指す

まずはコーヒーの量を減らす

血糖コントロールをするうえで、「よく噛む」のと同じように最初に取り組んでほしいのが、「カフェイン摂取をやめる」ことです。

ここまでに何度かお伝えしてきましたが、カフェインを摂ると自律神経が緊張して、血糖値が乱れてしまうからです。

目指したいのは〝カフェインがなくても平気な状態〟です。

眠いからカフェインでごまかす、疲れているのにカフェインで動けるように気合いを入れる……ではなく、カフェインなしでも動ける体を目指しましょう。

実際、毎日カフェインを摂らずにいられなかった私や受講生たちも、やめたことによって以前よりも疲れにくくなり、眠いと感じることもなくなりました。

とは言え、カフェインは急にやめると離脱症状が起こります。頭痛がしたり、怠さを感じたりしてしまうのです。そのため、まずは徐々に体を慣らしましょう。いきなり飲むのをやめるのではなく、少しずつ減らしていきます。

例えば、毎日5〜6杯飲んでいた人なら3〜4杯に減らしてみる。それに慣れたら1〜2杯にする、デカフェなども上手く活用してカフェインの摂取量を少しずつ減らして体を慣れさせていくことが大事です。

ただし、最終的には減らすだけではなくゼロを目指しましょう。

デカフェやカフェインレスも上手く活用していただきたいのですが、気をつけてほしいのは、これらはカフェインがゼロではないということです。

たくさん飲めばカフェインを摂っていることと変わりないので、デカフェすらなくてもいい状態になるのが理想です。

もちろん、ときどきの外食や旅行などでは気にせず楽しんでくださいね。

！コーヒー以外も要注意

カフェインフリー生活を始めるうえで、そもそも何にカフェインが入っていて、何にカフェインが入っていないのかを知ることが大事です。

カフェインは、コーヒーやエナジードリンクはもちろんのこと、緑茶や紅茶、ウーロン茶などのお茶類にも含まれます。

実は、カフェインはチョコレートやココアにも含まれています。

特にチョコレートはカフェインを含むうえに甘いので依存性が高いです。

毎日食べるものではなく、たまに楽しむ嗜好品と捉えるようにしましょう。

カフェインが入っていないものは、ハーブティー、そば茶、麦茶、黒豆茶などです。

たんぽぽコーヒーもノンカフェインなので、コーヒーがやめられない人は試してみてもいいでしょう。

ここまで読んでみて、「難しそう……」「私にできるかな」と思った人もいるかもしれません。

以前、小学生のときから50年以上、毎日チョコレートを食べていたという人がいました が、なんと血糖コントロールを始めて1カ月でスパッとやめることができました。

たまに食べる分にはいいですよ、とお伝えしたところ、デパートのチョコレート売り場にも行ってみたそうですが、食べたいと思わず何も買わずに帰ってきたそうです。

こうして血糖コントロールをしていくことで「我慢」から「なくても平気」に変わっていきます。

みんな最初は半信半疑ですが、味覚が変わって楽にやめることができるので、まずは減らすことから始めてみてください。

4　主食はお米にする

！小麦は腸に炎症を起こしやすい

頻繁に低血糖状態に陥っている人は胃腸が動いていないことも多く、あまり噛まなくて済む、食べるのが楽なパンや麺類を選択することが多いです。

しかし小麦に含まれるタンパク質の一種であるグルテンは、腸に炎症が起こるリーキーガットを引き起こします。

サウジアラビアのキング・サウード・ビン・アブドゥルアズィーズ健康科学大学の研究によると、小麦や乳製品を多く含む食事をすることでリーキーガットが悪化したという研究結果があります。

また、アメリカのミネソタ州で行われた研究では、グルテンは過敏性腸症候群患者の腸バリア機能を低下させるという結果が出ました。つまり、グルテンが腸に悪影響を及ぼすということです。

小麦はなるべく食べないに越したことはありません。

！米粉パンやお粥よりも雑穀米やもち麦

最近ではグルテンフリーという言葉が以前よりも浸透してきて、小麦粉を使わないパンや麺、お菓子も買いやすくなってきました。

しかし、グルテンフリーでも、米粉でできたパンや麺類、お菓子などは体内への吸収が速く、血糖値が急上昇します。

一見ヘルシーそうなお粥や甘酒も血糖値を急上昇させてしまうため、食べ方に気を付ける必要があります。

実は、お米は柔らかければ柔らかいほど血糖値が上がりやすいのです。

また、お米の品種によっても血糖値の上がり方は変わります。

最近人気の冷めてもモチモチとした種類のお米は、構造がもち米に近く、昔からある品種に比べると血糖値が上がりやすいです。

とはいえ、最初からあれこれ気にしすぎると大変だと思うので、まずは主食をお米にするところから始めましょう。

食欲がないときはパンは食べやすいので、胃腸の動きが良くなってくるまでは米粉のパンなどでも大丈夫です。徐々にお米を主食とした食事にシフトしていきましょう。

白米よりも雑穀米やもち麦を混ぜたご飯にすることでミネラルや食物繊維も一緒に摂ることができて、血糖値も緩やかに上がるようになっていきます。

雑穀米やもち麦を入れることで食感が出て満足感も高くなるので、たまに取り入れるのがオススメです。

小麦は依存性が高く、なかなかやめられないという人も多いでしょう。

そのときは無理して一気にやめるのではなく、まずは主食をお米に、ということだけでも意識してみてください。

5 — 朝に食欲がない人は味噌汁から始める

！ まずは朝食のハードルを下げることから

朝ご飯は食べたほうがいいのか、食べないほうがいいのかというお話をしました。おそらく本書を読んでいる人は、圧倒的に食べたほうがいい人が多数だと思いますので、朝ご飯について詳しくお話ししていきましょう。

まず、朝に食欲がない人は、無理していきなり固形物を食べようとしなくても大丈夫です。味噌汁だけでもOKです。

まずは何かお腹に入れることを目標にしましょう。小さなおにぎりをゆっくりよく噛んで食べるだけでも大丈夫です。

それすら難しいという人は、寝起きにハチミツをカレースプーン1杯食べてみてください。ハチミツは吸収が速く朝に血糖値が下がっている場合、胃腸も動いて朝ご飯が食べられるようになる人もいます。

ほかに、BCAAというアミノ酸サプリもオススメです。BCAAとは分枝鎖アミノ酸で、睡眠ホルモンと呼ばれているメラトニンを低下させる働きがあるため、摂ると目が覚めます。

寝起きになかなか頭がスッキリしないという人にオススメです。

朝ご飯で糖質とタンパク質を摂る

朝に何かを食べることに慣れてきたら、次は糖質とタンパク質を摂ることを目指しましょう。

イモ類を入れた味噌汁なら糖質もタンパク質も摂れます。味噌汁は市販の顆粒出汁ではなく、きちんととった出汁で作るのがベストです。しかし、それが難しければ、カツオの粉や煮干しの粉など魚の粉を顆粒出汁のように使ってみてください。

原材料を見るとわかりますが市販の顆粒出汁は砂糖が入っていたりしますし、添加物も多いです。

魚の粉は、顆粒出汁と同じ手軽さなのに無添加、かつタンパク質も吸収しやすい状態で摂れます。

熱いうちに卵を落とした半熟卵入りの味噌汁も消化にやさしく、食べやすいのでオススメです。

「朝から味噌汁を作る元気なんてない！」という人は、前日の夕飯のときに多めに作っておくと朝は温めるだけなので楽です。

こうして、少しずつ朝から体に栄養を入れる工夫をしてみてくださいね。

慣れてもう少し食べられるようになったら、和食を意識して品数を増やしてみるとさらに体が動くようになっていきます。

最もオススメなのは、ご飯と味噌汁に納豆や卵、焼き魚などです。

私は食物繊維やミネラルを摂るためにも、ご飯にもち麦を混ぜたり、めかぶをのせてよく食べています。

野菜もしっかり食べてほしいのですが、いくつも副菜を用意するのは大変だと思うので、味噌汁を具だくさんにするのがオススメです。

生野菜だと多くても、汁物や煮物にするとカサが減るので意外と量が食べられるようになります。

まずはできる範囲からでいいので、朝ご飯を食べる生活にシフトしていきましょう。

6 自分の手で食事の適量を把握する

1 自分の体に合った量を知る

少しずつ血糖値が安定する食べ方がわかってきたところで、ここでは実際の食事バランスについてお伝えしていきます。

食事バランスと言うと、難しいイメージを持つ人もいるかもしれませんが、食べる量を自分の手を使って量れば難しくありません。

例えば、主食であるお米の量は自分の握り拳1つ分。

もちろん体格によっても変わりますが、だいたい女性であれば120〜150g程度、男性なら150〜180g程度です。

外食のご飯の普通量がだいたい180gなので、女性は頼む前に少な目にしてほしいとお願いするといいでしょう。

お店によっては普通量が200g以上もあるところがあるので、多そうであれば半分くらいに減らしてもらってもいいと思います。

主菜となる肉や魚、卵、大豆製品などのタンパク質は、1食で片手分の量を摂りましょう。

けっこう多いと思う人もいるかもしれませんし、胃腸の状態によってはこの量を食べるのがきついという人もいるでしょう。

その場合は肉や魚の量を減らして、その分、卵や大豆製品を摂るようにしましょう。

ちなみに、味噌汁を毎食食べると、出汁と味噌によってタンパク質が摂取できます。

味噌汁3杯で卵1個分のタンパク質量になるので、毎食の味噌汁は意外と侮れないタンパク源メニューです。

ほかにも、料理に鰹節をかける、しらすで和える……などちょっとした工夫でタンパク質は足せるので、無理のない範囲で食べる工夫をしてみてください。

1 野菜と海藻、キノコ類も毎食食べよう

野菜は、生野菜の場合で両手で1杯分が目安です。

ただ、これはあくまでも生で食べる場合。サラダだけで摂ろうとすると量が多く大変ですが、先ほどお伝えしたように味噌汁に野菜をたっぷり入れたり、茹でたりすると、かなりカサが減って食べやすい量になります。

生野菜ばかりだと体も冷えますし消化に負担もかかるので、火を通してたっぷり食べる工夫をしてみてください。

余裕のある人はさらに、野菜の中でも色の濃い緑黄色野菜を摂ることを意識してみてください。

緑黄色野菜はビタミンが豊富で、特に旬のものは栄養価も高く安く買えるので、オススメです。

最近のスーパーでは、年中いろいろな野菜が売っているので旬がわかりにくくなっ

てしまいましたが、せっかくなので興味を持ってこれを機にぜひ調べてみてくださいね。

また、できるだけ毎食、海藻やキノコ類も摂りましょう。

海藻やキノコ類は食物繊維が豊富なので、血糖値の上がり方も緩やかになっていきます。

味噌汁にわかめやあおさを入れたり、なめこや舞茸を入れたり。これらは包丁を使わずに手軽に摂れるので、家に常備しておくと便利です。

特にキノコ類は冷凍することで旨味が増すので、使いきれない場合は割いたり食べやすい大きさにして冷凍しておくと調理時に便利です。

料理は毎日のことなので、いかに楽に、おいしく栄養が摂れるかを考えていきましょう。

ボーンブロススープがオススメ

料理が大変な人や苦手な人は、市販のものやレトルト、冷凍なども上手く使っていきましょう。

私は献立に困ったら、とりあえず鶏の手羽元と冷蔵庫にある野菜をたくさん入れて大量にスープを作ります。骨付きの肉で出汁をとるスープは「ボーンブロススープ」と呼ばれていて、栄養がたっぷり入っています。

アメリカでは風邪を引くと日本のようにお粥ではなくお母さんが作るボーンブロススープを飲むくらい、体調を崩しているときにも消化にやさしく栄養を摂ることができます。

実際にボーンブロススープは腸粘膜修復に必要なグルタミンが入っています。もちろんタンパク質も摂ることができます。

肉の塊よりも出汁にすることで消化吸収しやすい状態でタンパク質を摂ることができるため胃腸が弱い人には特にオススメです。

入れる野菜は、比較的なんでもおいしくなりますが、私はキノコ類と根菜類やネギなどを入れることが多いです。
詳しくは、196ページでレシピを紹介しているので、ぜひ作ってみてくださいね。

7 ベジファーストよりタンパク質ファースト

サラダを先に食べると血糖値が急上昇する!?

食事は、先に野菜を食べる「ベジファースト」が良いという話を聞いたことがある人は多いのではないでしょうか。

私も、病院で栄養士をしていた頃、減量を目指す患者さんには「食事は野菜から食べましょう」といつも指導をしていました。

そもそもなぜベジファーストが広まったのかというと、野菜に含まれる食物繊維を食事の最初に食べることで、血糖値の急上昇を抑えられるからです。結果、食欲が抑えられ、食べすぎを防ぐことができます。

これは間違いではないのですが、実は血糖値のことを考えると気を付けてほしいポイントがあります。

それは「野菜から食べる＝サラダを最初に食べる」と思って実践すると血糖値が急上昇してしまうことがあるということです。

サラダ自体は血糖値を上げません。問題なのは、サラダではなくてドレッシングです。

特に市販のドレッシングは甘味料が多く、空腹時に食べると血糖値が一気に上がりやすいです。

生野菜が苦手な人は特に、サラダを食べているのか、ドレッシングを食べているのかわからないくらいたっぷりかけてしまう人が多いので、それではせっかくベジファーストを実践しても血糖値は急激に上がってしまい、効果なしとなるのです。

また、サラダでは意外と食物繊維があまり摂れなかったりします。

食物繊維といえばレタスが有名ですが、実はレタスには食物繊維がほとんど含まれていません。

日本食品標準成分表を見ると、100g食べたとしても、そこに含まれる食物繊維の量はたった1・1gです。

レタス100gとは、だいたい葉3枚分なのですが、これは大皿で出すサラダの量くらいで、1食に1人で食べるにはとても多いです。

食物繊維の推奨量は日本人の食事摂取基準によると、18〜64歳で男性21g以上、女性18g以上ですので、レタスを100g食べても、必要量の1／20程度で全く足りていません。

つまり、レタスがメインとなるサラダではほとんど食物繊維が摂れないのです。

ベジファースト自体が悪いわけではないですし、先ほどお伝えしたような海藻やキノコ類を食べれば食物繊維が豊富なので、血糖値の急上昇は防げます。

タンパク質から食べて血糖コントロール

では何から食べるといいのでしょうか。

肉や魚、卵や大豆製品などのタンパク質から食べてみてください。

タンパク質自体は血糖値をほとんど上げません。ただ、煮物や角煮などの甘い味付けのものは血糖値がぐんと上がるので食べすぎないよう気を付けましょう。

受講生の中でもなかなか食後の眠気がなくならず、血糖コントロールに苦戦していた人がいましたが、この「タンパク質ファースト」を始めてから血糖値が安定するようになった方がいます。

ぜひ、タンパク質ファーストを意識して取り入れてみてください。

8 ― 血糖コントロールができる外食の選び方

1．外食も和食を意識する

血糖コントロールができる外食の方法もお伝えしましょう。

意識してほしいのは「和食」「定食スタイル」です。これだけでも押さえていれば、バランスがとりやすくなります。

和食にすることで主食をお米にすることができますし、定食スタイルにすることでタンパク質も野菜も摂ることができます。

また、人と食事に行く機会が多い人は「お店選びの主導権を握る」ことが大事です。

自分が幹事になればお店を自由に選べるので、会食の機会が多い人は、ぜひ幹事になって、和食メニューやタンパク質がしっかり食べられそうなお店を選んでしまいましょう。

コンビニ食が多い人は先ほどお伝えしたように、握り拳1つ分のご飯、片手分のタンパク質、両手で1杯分の野菜の組み合わせを意識してみてください。

味噌汁などを追加すると満足度も上がってバランスもとりやすくなりますし、家に乾燥わかめを常備しておけば手軽に食物繊維とミネラルを足すこともできます。

もしご飯は炊けるようであれば、ご飯は家で用意しておかずだけを買うのもいいでしょう。

最近ではコンビニのお惣菜や冷凍のおかずも種類が増えて充実してきているので、疲れているときは上手く活用しましょう。お弁当よりもおかずだけのものを買うほうが、バランスはとりやすいです。

！家事代行を活用するのも選択肢の1つ

料理が苦手な人は、家事代行での作り置きサービスを利用してみることをオススメします。

使ったことがない人はハードルが高く感じるかもしれませんが、意外と外食をするよりも安く済んだりします。

私も家事代行は時々お世話になっていますが、自分が作らなくても冷蔵庫におかずが充実しているのはとっても幸せな気持ちになります。

外食やコンビニで買うことが多いという人は、ぜひ選択肢の1つに入れてみてください。

このように食べ方についていろいろお伝えしていますが、大事なのは『ハレの日』「ケの日」を意識することです。

日本では昔から、おめでたい日などご馳走を食べる「ハレの日」、それ以外の日常を指す「ケの日」があります。

昔の人は、思い切り食べて楽しむ日とそれ以外の日を分けて考えて、メリハリをとっていたんですね。

この「ハレ」と「ケ」を意識していくことで、食事はより楽しめるようになっていきます。

気にしてばかりではつまらなくなるので、特別な日は好きなものを食べて、日常に戻ったら体を整えるという意識でコントロールしていきましょう。

9　血糖コントロールをするには3食＋補食

！補食が大切な理由

最初のうちは血糖値を安定させるには、3食だけでは十分ではありません。3食にプラスして〝補食〟を摂ることが大切です。

補食とはエネルギーを補うための食事で、食事の間のタイミングで摂っていくため、おやつに近いです。

ただ、おやつと違うのは嗜好を満たすだけのものではないこと。

本来であれば私たちの体は、食べなくてもコルチゾールなどのホルモンを使って肝臓から糖の貯金であるグリコーゲンを取り崩して血糖値を維持することができます。

しかし疲労困憊でクタクタの人は、このコルチゾールが上手く使えなくなっていることが多く、代わりにアドレナリンなどの危機管理ホルモンを使うことになります。その結果、イライラしやすくなったり、ソワソワしたり、恐怖感を覚える人もいます。

そこで、補食でこまめに糖質を補給してあげることでアドレナリンを使わなくても済むようにするのです。

！補食をどう取り入れるか

この補食にあたっては、いくつかポイントがあります。

まず大事なのは「低血糖状態に陥る前に食べる」こと。眠くなってからや、フラフラしてきてから、また空腹を感じてからではタイミングが遅すぎます。

なぜなら一度低血糖状態に陥ると、その後は食べたものの吸収が速くなってしまうため、血糖値が上がりやすくなるからです。さらにその後、また血糖値が急降下してしまいます。

そのため「まだ平気だなぁ」と思うタイミングで２〜３口食べるという癖をつけてみてください。体が楽になっていくのがわかると思います。

ただ、この補食のタイミングは人によって異なるので自分でいろいろなタイミングを試してベストのタイミングを見つけていく必要があります。

一般的には食後２〜３時間が良いですが、食後30分くらいで摂ったほうがいい人もいます。

朝食と昼食の間、昼食と夕食の間、夕食が早い人は寝る少し前にも……というように、食事と食事の間に少しずつ補食を摂りましょう。

特に夕方は血糖値が下がりやすい時間帯なので、夕方に２回補食を入れると体が楽になる人も多いです。

深夜も血糖値が下がりやすいので、22時頃補食を入れてあげると寝ているときの低血糖を防いで翌朝の体調が楽になります。

何を食べたらいいか

補食で食べるものは、人によって合う・合わないがあるため、いろいろ試してみるのがオススメです。

まずはどこでも手に入れやすいという点から、干し芋や甘栗を食べてみてください。食べるのは2〜3口です。

一袋一気に全部食べてしまうという人は、食べるタイミングがすでに遅いことが考えられます。もっと早いタイミングに食べるようにしましょう。

早食いが止められない人や食べ過ぎが抑えられない人は、すでに低血糖状態に陥っていることが多いです。

ゴルフボールサイズくらいの小さいおにぎりも良いでしょう。これにしらすや魚の粉やあおさ、ごまを入れて海苔で巻けば栄養たっぷりの補食になります。

外出先では難しいかもしれませんが、おうちにいるときや職場によっては食べられると思いますので、試してみてくださいね。

また、果物を食べるのも良いです。旬のものを楽しむことでビタミンやミネラルも摂れます。

ただ人によっては果物の糖で血糖値が上がってしまう人もいるので、体感を見ながら量を調整しましょう。

！羊羹や100％ジュースもオススメ

緊急時は砂糖が入っているものも良いでしょう。

最近はコンビニで小さな羊羹が売っているので、これを2～3口だけ、よく噛んで食べるのもオススメです。

普段の補食としても使えますし、めまいが起こるくらい血糖値が下がってしまったときに血糖値を上げるのにも良いので試してみてください。

お腹が張りやすい人は、固形物より液体で摂ることをオススメします。

でんぷんを入れた出汁や100%のフルーツジュース（できればストレートタイプのもの）を15分に1口くらいのペースで飲むことで、血糖値が維持されて集中力が上がったり、メンタルが穏やかになったりします。

ただ、補食の頻度が固形物に比べてたくさん必要なので虫歯には気を付けましょう。お腹の張りや便秘がなければハチミツもオススメです。ハーブティーに入れたり、そのまま舐めたりしてもOKです。

特に睡眠中に血糖値が下がっていて朝がつらい人は、カレースプーン1杯分のハチミツを食べてから寝るようにしてみると朝が楽になります。

このように、補食をすることで今までカフェインでごまかしていた眠気や怠さから卒業できるようになります。

メンタルが穏やかになっていく人も多いです。

まずはしっかりと3食食べることと補食を食べることを心がけてみてください。

第5章

「低血糖」と上手に付き合う方法2 食事以外編

1 食事以外でも血糖コントロールはできる

1 自律神経を整える

第4章で食事でできる血糖コントロール方法についてお伝えしましたが、第5章では食事以外の生活習慣などから低血糖改善にアプローチできる方法についてお伝えしていきます。

血糖コントロールをするうえで最も大切なのは食事ですが、同時に欠かせないのは自律神経のケアをすることです。

受講生の中に、勉強熱心で、栄養について今までありとあらゆる方法を学び、真面目に食事を調整しているにもかかわらず、低血糖がなかなか改善しない人がいました。

私は長年、管理栄養士として栄養指導をしていますが、同じことに取り組んでもらっても、効果を感じる人となかなか変化につながらない人がいます。

常々「この違いはなんだろう」と感じていましたが、検証した結果、要因は自律神経をケアできているか、いないかなのではないかと感じています。

実際に受講生に食事の改善に加えて自律神経のケアをすべくアプローチを始めていただいたところ、体が変化するスピードがみるみる上がっていきました。

どれだけ食事を整えて栄養を入れても、自律神経が緊張したままではずっと交感神経が優位な状態です。

これだとアドレナリンが出っぱなしで血糖値は乱れていきますし、胃腸の動きも抑えられてしまうので、せっかくの栄養も消化吸収されなくなってしまいます。

これが、真面目に血糖コントロールに取り組んでも変化を感じられない理由だったのです。

自律神経が乱れる原因は様々ですが、その主なものはストレスです。ただ、人は多少のストレスは必要な生き物です。

問題なのは、強すぎるストレスや、それが長期にわたったりすることです。自律神経が乱れて体にも心にも影響が出てくるようになるのです。

第４章で学んだ食事の効果をより高めるためにも、次のページから紹介する自律神経を整える方法をぜひ実践してみてください。

2 自律神経を整えるリラックス習慣

! 自律神経とは何か

そもそも自律神経とは何でしょうか。

簡単に言うと、血圧や心拍、脈など自分の意志では動かせない自律した神経のことです。

例えば、手を動かそうと思えば自分の意志で簡単に動かせるけれど、「今から心臓を止めよう」「今から血圧を上げよう」と思ってもできませんよね。

自律神経系は、交感神経と副交感神経の2つから成っています。

交感神経は闘争と逃走のホルモンとも呼ばれ、危機管理のために臓器等の働きを活性化させる神経なので、心拍数が増える、血管や筋肉が収縮する、胃腸の動きを抑制する、消化液の分泌を抑制するなど、危機的状況に備えて命を守る体制を整えます。

一方で、副交感神経はリラックスしているときに優位に動く神経です。交感神経とは真逆の働きをするため、心拍数は下がり血管も筋肉も緩み、胃腸の動きも促進されて消化液の分泌も増えます。

このように、自律神経系は自分の意志で動かすことはできませんが、この交感神経と副交感神経が日々バランスをとって私たちの体の状態を調整してくれています。

現代人はこの自律神経のバランスが乱れている人が多いと言われています。

呼吸で自律神経を整える

実は、自律神経の中で唯一、自分の意志で調整できるものがあります。それが呼吸です。

呼吸は自分の意志で吸って吐くことができます。

ただ、無意識で行っていることでもあるので、なかなか意識したことがない人も多いと思います。

特に現代人は朝も夜も関係なく動くことができるようになり、忙しい人が増えて自律神経のバランスが交感神経優位になっている人が多いです。交感神経が優位な状況では呼吸は浅くなります。

だからこそ、普段の日常の中で、少しの時間だけでも呼吸に意識を向けてみるといいでしょう。

実際に呼吸に意識を向けるときは、しっかり吐き切ることを意識してみてください。ゆっくり息を吐くことで、副交感神経を刺激できます。

普段から体がガチガチの人は、なかなか深く吸うことができないかもしれませんが、最後まで吐き切ることを意識して行うことで深く吸うことができるようになっていきますので、まずは吐く練習をしてみましょう。

ほかに、ヨガもオススメです。呼吸が深くできるようになるだけではなく、体も一緒にほぐすことができます。

ハードなヨガではなく、リラックス系のゆったりした簡単なヨガで大丈夫です。無理にハードなヨガをすると、かえって交感神経が優位になってリラックスできないので、初心者向けの短時間でできるものから少しずつ取り組んでみてください。

また、瞑想やマインドフルネス、マッサージもオススメです。

瞑想は、今は動画やアプリで誘導付きのものもたくさんあるので、それらを積極的に活用しましょう。

頭の中が様々な思考でいっぱいの人は、いつもエネルギーを使いすぎているので、瞑想をして一度脳を休ませてあげることで血糖コントロールも上手くいきやすくなります。

マッサージは、受けに行くのも、自分の手でやるのも効果があります。

そんなに強い力ではなく、軽く触るだけでも筋肉は緩むので、スキマ時間にやってみてください。

家族やパートナー、友人などにやってもらうのもいいでしょう。信頼できる人から

自律神経を整える方法

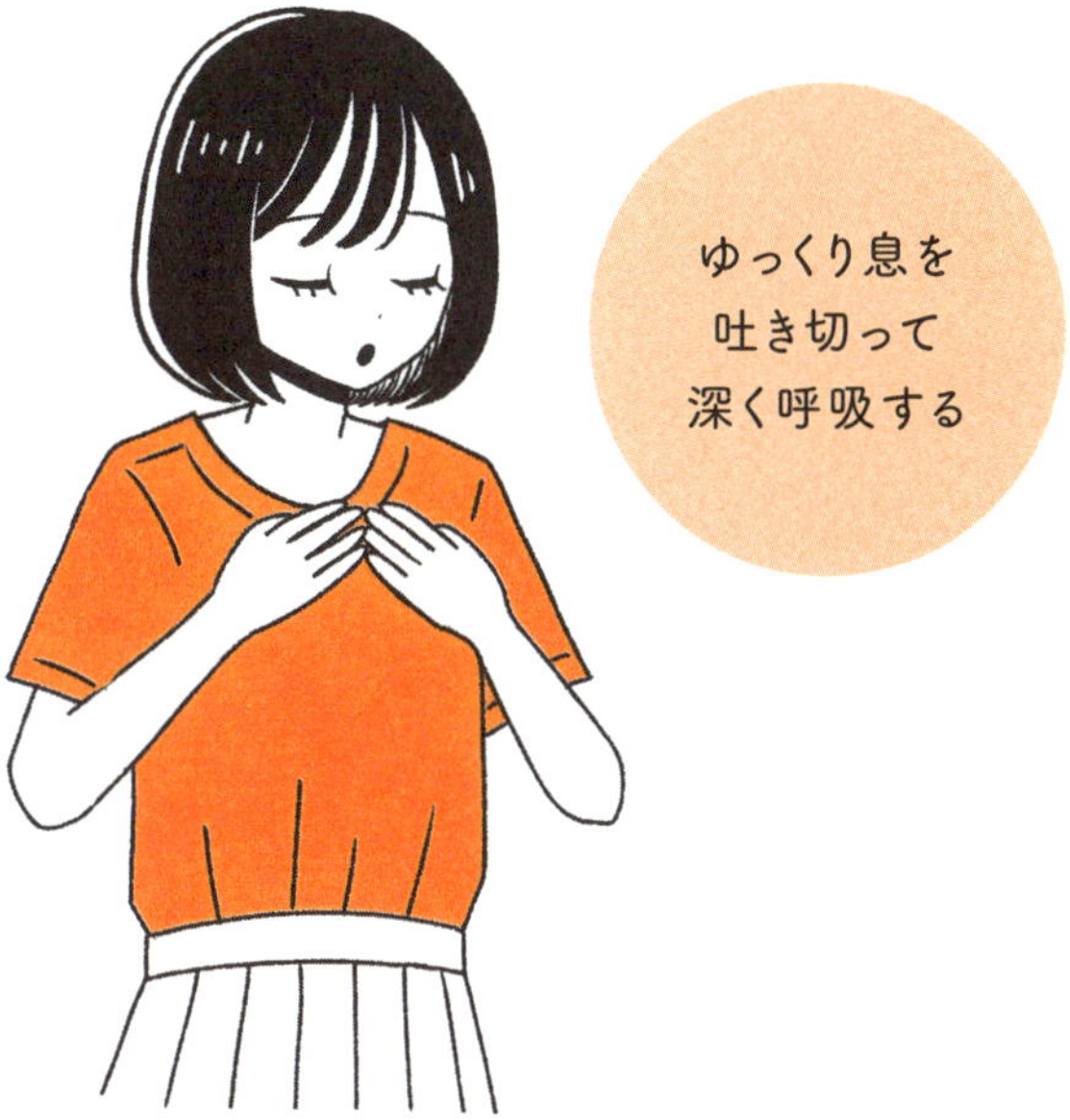

ヨガ、瞑想、マインドフルネス、
マッサージなどもオススメ

のマッサージは、する側もされる側も愛情ホルモンのオキシトシンが出ます。

アドレナリンやドーパミンが出たときのような刺激的な幸福感ではなく、穏やかな幸福感に包まれるので、ぜひパートナーやお子さん、恋人、友人などと直接触れ合うことも大切にしてみてくださいね。

3 ラジオ体操で運動を習慣化する

1・ラジオ体操を思いっきりやってみる

本書を読んでいる人の中には、「運動が嫌い」「できる限り動きたくない」と思う人もいるかもしれません。

特に低血糖の症状が強い人は、疲れやすいので、動くのが億劫でしょう。

しかし、適度な運動は健康のためには必要です。

ただ、今疲れていて、日常生活を過ごすだけで精一杯という人は無理に運動をしなくても大丈夫です。

逆に、多少動ける人は「少しきつい」と思う程度の運動をすることで、より体が楽に動くようになっていきます。

今まであまり運動をしてこなかった人にオススメなのが、「ラジオ体操」です。音楽を聴けば、自然と体が動く人も多いのではないでしょうか。

もし覚えていなくても、今は動画サイトでも簡単に検索して見つけることができますし、ＮＨＫではラジオ体操の放送もしているので、録画しておけばいつでも実践できます。

ラジオ体操は第2までやったとしてもたった6分程度ですが、本気でやってみるとなかなかいい運動になります。

運動不足の人は、これだけでも筋肉痛になるかもしれません。

ぜひ全力で思いっきり、やってみてください。

大事なのはとにかく継続できる方法を選ぶことです。

たまに頑張ってやるよりも、毎日少しの時間でもいいから続けることが大切です。

そのほうがよっぽど体は変わっていきますし、時間がかかるようで、実は効率的です。

数分の運動からでもいいので、まずは運動習慣を身につけていきましょう。

4 睡眠こそが最高の栄養

！睡眠不足は体に炎症を起こす

どれだけ食事を整えても、サプリを飲んでも、運動をしたとしても、睡眠を削っていてはその効果は十分には発揮されません。

仕事の効率を上げたい、やるべきことが終わらない……と、睡眠時間を削ってほかの時間に充てようとする人は多いとは思いますが、それではかえって効率が悪くなって時間を無駄に使うことになってしまいます。

一度でも夜更かしをすると、体が回復するのに3日程度かかります。

睡眠不足は体に炎症を起こすため、修復するためにビタミンやミネラルなどの栄養素を大量に使うからです。

本来、夜は活動的に過ごす時間ではありませんし、血糖値が下がりやすい時間です。それなのに夜に覚醒して作業が捗るという人は、アドレナリンを異常に出して動いている状態なのです。

体には確実に負担がかかっていますし、自律神経のバランスを乱す原因にもなります。

私は頭を使うような仕事を夜には行いません。仕事をするにしてもせいぜい話をしたりする程度で、資料をつくったり文章を書いたり。集中力のいる仕事はほとんど夜にはしません。

また、毎日7～8時間の睡眠をとっています。

それでも、周りの人からよく「同じ24時間を生きていると思えない」と言っていただくくらい、人の何倍も効率よく時間が使えています。

それは、しっかりと睡眠をとって血糖コントロールをすることで、日中のパフォーマンスを最大限に上げることができているからです。

6〜8時間は寝るようにする

「令和3年度健康実態調査結果の報告」（厚生労働省）では、1日6時間以上〜7時間未満の睡眠がとれている人の割合は34・7％だそうです。

また、「健康づくりのための睡眠ガイド2023」（厚生労働省）では、7時間前後の睡眠時間の人が、生活習慣病やうつ病の発症および死亡に至る危険性が最も低く、これより長い睡眠、短い睡眠のいずれもこれらの危険性を増加させるなどの理由から、成人においておおよそ6〜8時間が適正睡眠時間と考えられているとの記述があります。

睡眠時間は足りなくても多すぎても、体へ影響が出てくるので、6〜8時間の睡眠をとるようにしてみてください。

といっても、何時に寝てもいいというわけではありません。

可能な人は22時に就寝する習慣をつけてみましょう。遅くなってしまう人でも0時より前には寝たいところです。

なぜなら、0時より前に寝る睡眠と0時以降の睡眠とでは、同じ時間帯でも質が変わるからです。

日中のパフォーマンスを上げたい人ほど、できるだけ日付が変わる前には眠るようにしましょう。

また、すでにお伝えしているように、寝る前のスマホやパソコンはブルーライトの影響で交感神経を刺激してしまいます。

睡眠時の血糖維持に大切な成長ホルモンの分泌も抑制してしまうため、できるだけ寝る直前のスマホやパソコンは控えるようにしてみてください。

寝る前は副交感神経のスイッチを入れていきたいので、体を温かくしたり、ストレッチをしてゆっくり深呼吸をしてみたりと、リラックスモードになる工夫をするようにしましょう。

！「ありがとう」と感謝を唱える

「そんなこと言っても、そもそも寝つきが悪いから寝れない」という人に試してみてほしいことがあります。

それは、とにかく部屋を暗くして目をつぶって「ありがとう」と感謝を唱えることです。

人は「考えないようにしよう」「早く寝なきゃ」と思えば思うほど、様々なことをぐるぐると考えてしまうものです。また、寝なきゃと思うほど眠れなくなってしまいます。

そこで「考えないようにする」のではなく、「違うことを考える」と思考を切り替えてみましょう。入眠しやすくなります。

今日あった感謝したいこと、誰かへの日頃の感謝などを「〇〇ってありがたいなぁ」と思い浮かべてみてください。

私も夜に眠れなくなってしまうことが以前はよくありましたが、これを実践するようになってからは幸せな気持ちで眠れるようになりました。

受講生からも好評のオススメの方法です。

睡眠は健康に過ごすためにとても大切です。

十分に睡眠時間を確保して、血糖コントロールの効率を上げていきましょう。

5 湯船にしっかり浸かる

湯船に浸かって副交感神経を働かせる

寝る前に体を温めると、睡眠の質が上がります。

そのため、できるだけお風呂はシャワーだけで済ませるのではなく、湯船に浸かるようにしましょう。

実は、体が冷えていると自律神経が緊張しやすく、血糖値も乱れやすくなります。逆に温かい状態だとリラックスできるので、副交感神経を働かせることができるのです。

また、筋肉がない人は夏でもお腹や背中が冷たいことが多いですが、お腹や背中が冷たいと交感神経が優位になりやすいです。寝る前に腰を温めるだけでも副交感神経が刺激され、リラックスすることができます。

また、お腹を温めてあげると腸の動きも良くなっていくのでオススメです。お腹や背中が冷たいと腸も冷たいことが多く、腸の温度が下がると、エネルギー工場であるミトコンドリアの動きも低下してしまいます。

なるべく毎日、湯船に浸かるようにしましょう。

ただし、熱すぎるお湯に浸かると今度は交感神経が優位になって血糖値もかなり上がるので注意しましょう。

！お風呂に入るタイミングとお湯の温度

お風呂に長時間入ってのぼせてしまう人は、低血糖状態に陥っている可能性があります。

できるだけ入浴は食後などにして、血糖値が下がりやすい空腹の状態で入ることは避けるようにしましょう。

ダイエット中の人が時々、痩せるために長時間お風呂やサウナに入ってデトックスすると言っているのを見かけますが、汗をかくだけではデトックスにはならないことが多いです。

むしろ無理をして暑い中にいるほうが、血糖値の乱高下を引き起こすことがあるので注意しましょう。

最近では「サ活」といってサウナを利用する人も増えていますが、サウナも血糖維持を意識して糖質が摂れる飲み物を飲んで入ると、快適に過ごすことができます。

自宅では40度程度のあまり熱すぎない温度で15~20分程度、入浴するのがオススメです。

マグネシウムは糖質を摂ると代謝に使われるため、普段から糖質をたくさん食べる人や、食後の眠気があるなど血糖値の乱高下がある人は不足していることが多いです。ぜひ積極的に摂ってほしいと思います。

6 目的を決めて血糖コントロールの効率を上げる

1 目的を決めよう

人は同じ行動をしていても、考え方が変われば体に出てくる反応も変わります。

私が受講生にいつも伝えているのは、「なんのために血糖コントロールをするのか」「なんのために健康な体が必要なのか」です。

血糖コントロールをすると体力がついて、体が動く時間が増えていきます。すると今までよりも時間を何倍もいろいろなことに使えるようになります。

使えるようになった体力や時間は、「我慢」ではなく、あなたが本当にやりたいことや好きなことに使いましょう。

嫌なことを我慢して頑張るために血糖コントロールをして、一瞬だけ良くなったとしてもまた体調を崩してしまいます。

目的を持って進むことの意義

例えば、あなたが走っているとします。

このとき、後ろから熊に追いかけられている状態で走るのと、走った先のゴールに憧れの芸能人がいるのとでは、同じ「走る」でも体の反応は全く異なります。

イメージしてみてください。

前者は熊が追いかけてきているので、いつ命を落とすのかわからない状況です。不安や恐怖でいっぱいになるでしょうし、冷や汗も出て、人によっては手足が震えるかもしれません。

では、後者はどうでしょうか。走っているから同じように心拍数は上がりますが、冷や汗が出るような気持ちではなくワクワクしていると思いませんか？

これが同じ行動をとっていても、追い込まれて逃げる気持ちから動くのか、目的を持ってそれに向かって進むのかの違いです。

もちろん、今しんどいから、なんでもいいから、それをなんとかしたいという気持ちもわかります。私も同じでした。

なので、最初のうちは目的が明確になっていなくても大丈夫です。

ただ、血糖コントロールを実践しながらふとしたときに、「体がもっと動くようになったら、こういうことがしたいな」と頭にイメージしておくだけでも、血糖コントロールの効果は変わります。

また、人は期限があったほうが動ける生き物なので、できる限りやりたいと思うことの具体的な日程を決めておくと、より実現しやすくなるでしょう。

目的はどんなものでも構いません。

ぜひ、血糖コントロールをなぜするのか、健康になったら何がしたいのか、目的を決めて血糖コントロールに取り組んでみてください。

7 ストレスとの向き合い方

1・自分がもう一人いたらお願いしたいことを考える

すでにお伝えしたように、ストレスが強い状態では、いくら食事を頑張って改善しても血糖値は安定しにくいままです。

とは言え、今すぐ環境を変えられない人もいると思いますので、ここではストレスとの向き合い方についてお伝えしたいと思います。

そのためにはまず、あなたが何にストレスを感じているのかを知る必要があります。

ここで、急ですが質問です。

「あなたがもう一人いたらお願いしたいことはなんでしょうか？」

あまり思いつかない方には、次の質問です。

「あなたが今、日常の中でやっていて嫌なことはなんですか？」
「やっていて疲れることはなんでしょう？」
「自分がやらなくてもいいなら、やりたくないことはありますか？」

このような質問をすると、中には「そんなにストレスはありません」「やろうと思えばできるので、そんなにやりたくないこともありません」と言う人がいます。

しかし、本当にそうでしょうか。

例えば、自分がずっと行きたくてようやく当たったコンサート、もう一人の自分に行かせたいでしょうか。ずっと行きたくて、ようやく手に入れたのだから自分の目で見て、耳で聴きたいですよね。

逆に「やれなくはない」けれど本当は嫌々やっているようなこと、例えば毎日の料理や掃除はもう一人自分がいるならお願いしたいと思いませんか？

低血糖に悩んでいる方を今までたくさんカウンセリングしてきましたが、その中の多くが考え方に共通点があります。

それは完璧主義で頑張り屋、優しくて自分より人を優先してしまうということです。

人に頼ることが苦手なのでなんでも全部自分でやろうとしますし、頼まれたらなかなか断れないので自分で自分にプレッシャーをかけがちです。

これもエネルギーを消耗する原因になります。無意識のうちにストレスをためている人も多いでしょう。

努力は素晴らしいことですし、頑張れるあなたは素敵です。

私も頑張ることは好きですが、以前は「我慢が努力」「一人で完璧にこなせることが素晴らしい」と勘違いをしていたので、頑張れない自分をずっと責めて、人に頼ることができずにいました。

本来の努力とは、自分がやりたいことを実現するために頑張ることで、我慢して無理をすることとは別ものです。

一人で全部抱えて頑張る必要はありませんし、一人で全部やろうとしてパンクしてしまうほうが、よほど周りには迷惑をかけてしまいます。

行動の目的を変えてみる

今やりたくないことをすぐにやめられなかったとしても、行動の目的を変えてみるだけでもストレスなく軽やかに動けるようになっていきます。

例えば、仕事だったら「これをやることで私はどんどん成長していく」と思いながら取り組んでみてもいいですし、仕事終わりに楽しい予定を入れるだけでも全く違う気分で行動できるようになります。

掃除が苦手な人は掃除をする過程をイメージして嫌になってしまうことが多いようですが、掃除が得意な人や掃除が苦痛ではない人は掃除した後の綺麗な部屋をイメージしているからできるという話もあります。

こうして捉え方や目的を変えてみるだけでも、ストレスだった行動が、前ほどストレスに感じなくなったりします。

人に頼ることも重要です。

自分一人ですべてをできる人なんていないので、最初は慣れないかもしれませんが、少しずつ人に頼って、人の力を借りてみてください。

家族や友人、職場の後輩が頼ってきたらあなたはどう思いますか？

信頼されていると感じ、嬉しい気持ちになりませんか？

そう、あなたが頼ることも相手にとっては嬉しいことなのです。

大変なときやストレスを感じたときは、少しずつ人の力も借りましょう。

こうして、今抱えているストレスとの向き合い方を変えるだけでも、血糖コントロールの効果がより出やすくなっていきます。

8 体調を崩すのは生き方を見直すタイミング

1 今こそ生き方を見直すとき

ここまで、血糖コントロールで体や心を変えていく方法についてお伝えしてきましたが、最後に大事な話をしたいと思います。

血糖値が下がると体は命を守ろうとホルモンを使って血糖値を上げようとするため、これまで自分の体質や性格、世の中の当たり前だと思っていたようなことも、低血糖による症状であることを理解していただけたのではないでしょうか。

私もこのことを知る前は、自分の体質や性格は今後も変えられることはないし、周りにいる苦手な人に対しても、ただ嫌だなと我慢するだけでした。

でも今は、自分のことが好きになれなくて悩んでいる人や生きづらさを感じているような人と接したとき、それはその人の本当の姿ではなく、症状がつくっているだけかもしれないと思えるようになりました。

体調を崩すと、それだけで気持ちがネガティブになり、メンタルも落ちやすくなるため、ほとんどの人は「なんとかしたい」「この状態から抜け出したい」と強く思うでしょう。

ただ、体調を崩したことで、体のケアをする重要性に気づけたり、一人でゆっくり過ごす時間が必要だと思えたりするため、体調を崩したときというのは、自分と向き合う良いタイミングでもあるのです。

体は常にあなたの命を守ることを最優先にします。つまり、つらい症状もすべて、あなたを守るために体が起こしているものなのです。

人は病気をしたり、体調を大きく崩すまで健康の重要性に気づかない人がほとんどです。

たいていの人は体の声を無視して頑張りすぎたり、嫌なことを我慢し続けることでその影響が体に出てしまっていたりします。

体調が崩れたときは、がむしゃらに不調と闘おうとするのではなく、まずはゆっくり受け入れて今までの生き方を見直すことが大事です。

血糖コントロールで幸せな未来を手に入れる

病院で働いていた頃、高齢の方とかかわることが多かったのですが、そこで、「もっと早く知りたかった」「もっと前から食事に気を付けていれば良かった」と言う人をたくさん見てきました。

多くの患者さんはお子さんも大きくなって、これから第二の人生、新しいことを始めたり、たくさん旅行に行ったりしたいと思っているときに治療が始まっていました。

厳しい食事制限が始まり、好きなものはなかなか食べられない、旅行にも行きづらい……。

実は私が病院を辞めた理由の１つがこれでした。すでに病気の人たちに管理栄養士の私ができることは、あまりないと感じたのです。

そこから、病気になるもっとその前の段階の人たちにアプローチすることができれば、もっと幸せに生きられる人が増えるのではないかと思って独立を決めました。

今、あなたが「なんだかつらい……」と思っているのなら、病気ではない不調だから大したことないと放置せず、本書の血糖コントロールを実践して、食事と生活習慣を見直していただけたらと思います。

ぜひ、今のうちに自分自身の体と向き合って、自分が本当に生きたい方向へ進んでいってもらえたら嬉しいです。

おわりに

　ここまで読んでくださり、そして本書を手にとってくださり、改めてありがとうございます。

　最近では「自己肯定感を上げる」「ご自愛」「自分ファースト」という言葉をたくさん聞くようになりました。

　それだけ個人にフォーカスされる時代になったということでしょう。

　自分らしさを大切にして、心地よく過ごす生き方を選択する人が増えている気がします。

　そんな中で私は、体のケアをすること、日々口にするものに意識を向けることこそが最高のご自愛で、自分を大切にすることにつながると考えています。

自分の体を大切にできなければ自己肯定感が上がらなくても当然です。

なぜなら、人間関係がつらかったら付き合う人を変えたらいいですし、使わなくなったものは手放したらいいけれど、「自分」だけはどれだけ嫌でも命を終える最期の日までずっと一緒にいる存在だからです。

どんな高級品よりも一生ものなのが、自分の体なのです。

それなのに自分のことが嫌いだったら生きることが苦しくなりますよね。

私もずっと自分のことが好きになれず悩んでいたので、その気持ちはよくわかります。

そんな私が体の仕組みを学んで、栄養学を学んで、そして実践して自分の体を大切にするようになったら、生き方が変わって自分のことがどんどん好きになっていきました。

今までずっと不調の原因がわからず悩み続けていたという受講生たちも、血糖コントロールで人生を大きく変えています。そんな姿を見て、日々ますます伝え続ける必要性を感じています。

本書は私にとって2冊目の著書となりますが、こうした機会をいただけたのはＴＡＣという素敵な出版塾をつくっていただいた長倉顕太さんと原田翔太さんのご指導とご縁のおかげです。

今回監修を引き受けてくださった医師の柳澤綾子さんも同じ出版塾で出会った大切な仲間です。ご自身も出版をされたりとお忙しい中、ご協力ありがとうございます。

また、前作に引き続きイラストを描いてくれた黄身子ちゃん。小学校、中学校の同級生で引っ込み思案だった時代の私を知っている友人です。

10年以上会っていなかったにもかかわらず、「本を出すかもしれないからイラストを描いてほしい！」という私のお願いを快く引き受けてくれてありがとう。

そして、いつも応援してサポートしてくれている弊社スタッフ、ＭＭＣ認定講師メンバー、受講生の皆さま……、ここには書ききれないほどたくさんの人に支えられながら、お世話になりながらここまで進むことができました。

本当にありがとうございます。

昔、悩み続けていた私が知りたかったように、この本が必要な人に届き、悩んでいる人の希望となる1冊になれば幸いです。
ぜひ本書をきっかけに、症状による自分ではなく、本当の自分と出会える人がもっとたくさん増えますように。

2024年8月　岡城美雪

付録

ズボラさんでもOK！
「低血糖」を改善する
超簡単レシピ

Recipe01

血糖値を緩やかに上げる!

栄養満点オートミールクッキー

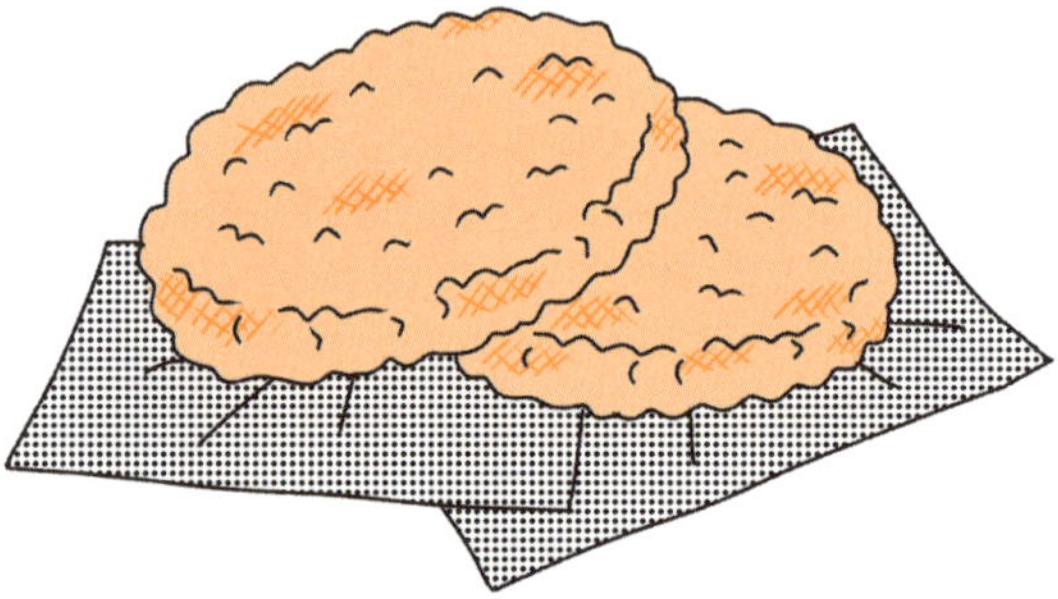

材料

- オートミール…100g
- 米粉…50g
- ココナッツオイル…50g
- メープルシロップ…30g
- 豆乳…20g

作り方

① 材料をすべて混ぜたら、食べやすい大きさに丸めて平たく形を整える

② 170度に予熱したオーブンで20分焼く

Recipe02

作業時間5分以下！

ローストチキン

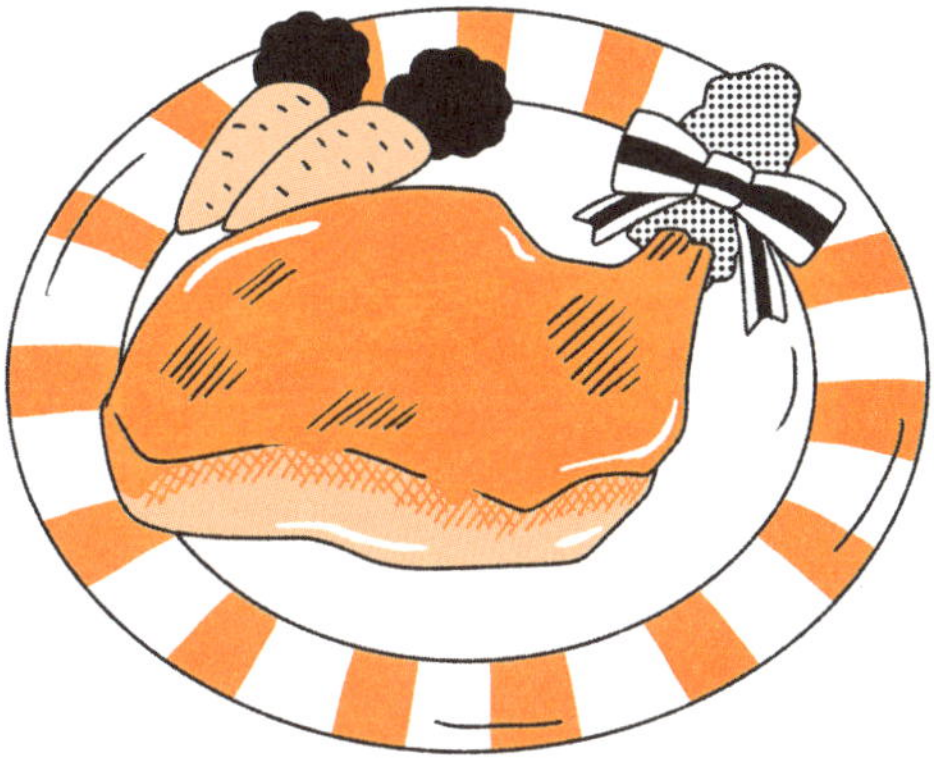

材料（分量はすべてお好みで）

・好きな部位の鶏肉
・好きな野菜（食べやすい大きさにカットしたもの。椎茸、かぶ、長ネギなどがオススメ）
・にんにく
・塩麹

作り方

① 鶏肉全体に塩麹をまんべんなく塗って、冷蔵庫で1時間以上置いておく（夜食べるなら朝漬けておけばOK）
② 鶏肉の上にスライスしたにんにくを乗せ、周りに野菜を並べて180度に予熱したオーブンで30分焼く

Recipe03

鍋ごと放置でOK!

簡単ボーンブロス

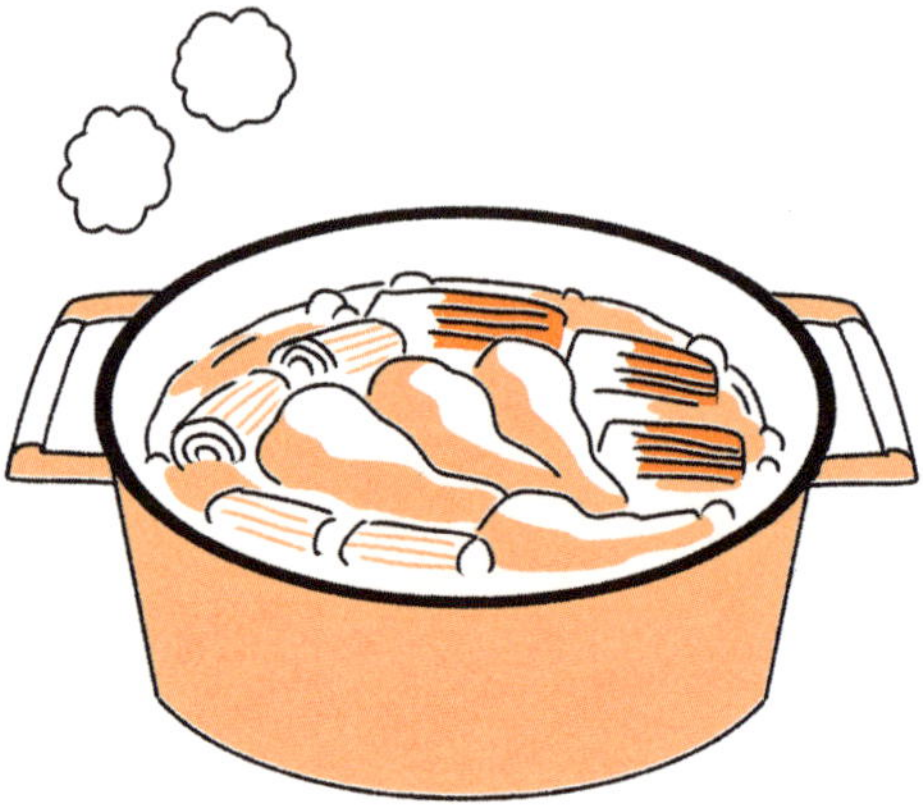

材料

- 手羽元…お好みの量
- 長ネギ、生姜、にんにくなどの香味野菜(食べやすい大きさにカットしたもの。なくてもOK)
  …お好みの量
- 梅干し…2〜3個

作り方

① 鍋に材料をすべて入れたら、材料が浸るくらいの水を入れる

② 強火で沸騰させたら弱火にして3時間以上煮込む

(時間がないときは1時間程度でもOKですが、長時間煮こむほうが肉が骨から外れやすくなり、食べやすくなります)

Recipe04

もうルウはいらない！

お手軽スパイスカレー

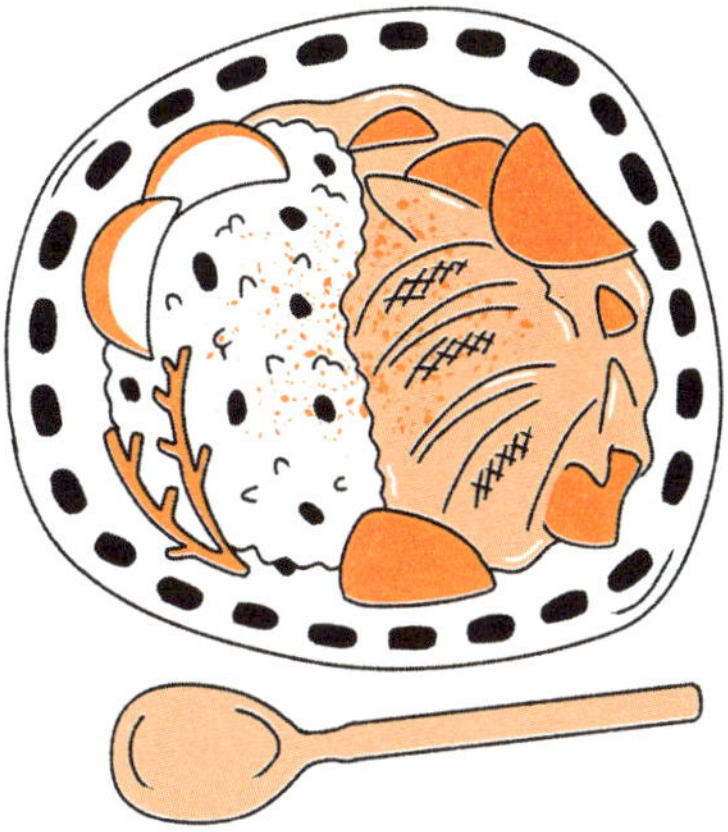

材料

★豚こま切れ肉（鶏モモや鯖〔水煮缶〕でもOK）…お好みの量
・トマトピューレorカットトマトorホールトマト…200g
・味噌…大さじ2
・カレー粉…大さじ1
・オリーブオイル…大さじ1
・お好みの野菜（食べやすい大きさにカットしたもの。玉ねぎ、にんじん、キノコ類がオススメ！　炒めるとき、にんにくがあると香りがでます）…お好みの量

作り方

① オリーブオイルで★と野菜を炒める
② トマト、カレー粉を入れて煮込む（トマトピューレの場合は水100ml程度を足す）
③ 煮詰まってきたら味噌を入れて味を整える

Recipe05

タンパク質たっぷり！

米粉のお好み焼き

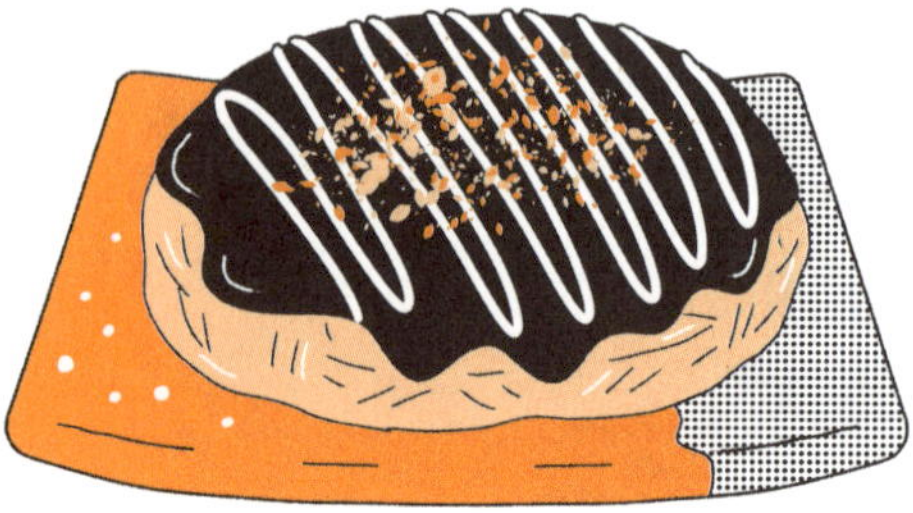

材料

A
- 米粉…100g
- キャベツ…1/4玉
- 長いも…1/4本
- シーフードミックス…1袋
- かつお粉…大さじ3
- 卵…2個

- 水…適量
- 白ごま油（もしくは、なたね油など）…適量
- ソース/マヨネーズ/あおさ/かつお節…適量

作り方

① キャベツは千切り、長いもはすりおろしたら、Aをすべてボウルに入れて混ぜ合わせる

② もったりする程度まで水を少量ずつ加えながら材料を混ぜる

③ 油をひいて両面を焼いたら、お好みでソース、マヨネーズ、あおさ、かつお節をかける

著者紹介

岡城美雪（おかじょう・みゆき）

管理栄養士／株式会社My Wellness代表取締役

1992年生まれ、札幌出身。管理栄養士として指導した人数は延べ2000人を超える。子どもの頃からアトピー、喘息などを持つアレルギー体質で、さらに学生時代の過度なダイエットにより低血糖症状を引き起こすようになる。栄養学への興味から管理栄養士の資格をとるも、不調の原因がわからず悩んでいたところ、原因は低血糖であることを知って食事を改善。現在は血糖値から体質改善をするスクール運営や講師の育成などを行っている。「気絶のような眠気が解消した」「メンタルが安定して前向きになった」など喜びの声が続出している。また、東京メトロ車内コンテンツであるKOSEの「美人のヒミツ！」を複数監修。『週刊女性』（主婦と生活社）など様々なメディアで発信している。著書に『これだけ！ 脱うつごはん』（Gakken）。

Instagram

@MIYUKIOKAJO

公式 LINE

監修者紹介

柳澤綾子（やなぎさわ・あやこ）

医師／医学博士／株式会社Global Evidence Japan代表取締役

東京大学医学系研究科公衆衛生学客員研究員、元国立国際医療研究センター特任研究員。麻酔科専門医指導医。東京大学大学院医学系研究科博士課程修了。15年以上臨床現場の最前線に立ちながら、大学等でも研究し、海外医学専門誌（査読付）に論文を投稿。年間500本以上の医学論文に目を通し、エビデンスに基づいた最新の医療、教育、子育てに関する有益な情報を発信している。著書に『身体を壊す健康法』（Gakken）、『自分で決められる子になる育て方ベスト』（サンマーク出版）がある。

本文イラスト

黄身子（きみこ）

イラストレーター／漫画家

1992年生まれ、札幌出身。恋愛などにおける他者とのわかりあえなさを巧みに表現した4コマ漫画などを制作し、若い女性を中心に多くの共感を集めている。著書に『本当のヒロインはこんなこときっと思わない』（すばる舎）、『ジルコニアのわたし』（KADOKAWA）がある。

「なんだかつらい……」がなくなる
かくれ低血糖《ていけっとう》との付《つ》き合《あ》い方《かた》　〈検印省略〉

2024年　9　月　30　日　第　1　刷発行

著　者――岡城 美雪（おかじょう・みゆき）
監修者――柳澤 綾子（やなぎさわ・あやこ）
発行者――田賀井 弘毅

発行所――株式会社あさ出版
〒171-0022　東京都豊島区南池袋 2-9-9 第一池袋ホワイトビル 6F
電　話　03 (3983) 3225 (販売)
03 (3983) 3227 (編集)
F A X　03 (3983) 3226
U R L　http://www.asa21.com/
E-mail　info@asa21.com
印刷・製本　(株) 光邦

note　http://note.com/asapublishing/
facebook　http://www.facebook.com/asapublishing
X　http://twitter.com/asapublishing

ISBN978-4-86667-686-9 C0030